Büscher/Büscher

**Mein Baby kommt
per Kaiserschnitt**

Die Autoren

Petra Büscher ist seit 1987 als Hebamme tätig. Zuerst arbeitete sie freiberuflich im Bereich Vor- und Nachsorge, nun seit 1997 als Beleghebamme auf freiberuflicher Basis im DRK-Westend, Frauenklinik in Berlin. Sie hat zusammen mit ihrem Mann, Dr. med. Ulrich Büscher, zwei Söhne.

PD Dr. med. Ulrich Büscher ist Facharzt für Frauenheilkunde und Gynäkologie. Er arbeitet als Oberarzt in der Klinik für Geburtsmedizin des Universitätsklinikums der Charité in Berlin und ist zudem Privatdozent.

Petra Büscher
PD Dr. med. Ulrich Büscher

Mein Baby kommt per Kaiserschnitt

- Wann ein Kaiserschnitt notwendig ist
- Was Sie und Ihr Kind nach der Geburt brauchen
- Mit Erfahrungsberichten: Wie Mütter den Kaiserschnitt und die Zeit danach erlebten

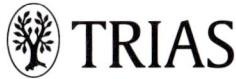

Leserservice:

Wenn Sie Fragen oder Anregungen zu diesem Buch haben, schreiben Sie uns!
TRIAS Verlag
Postfach 301120
70451 Stuttgart

Oder besuchen Sie uns im Internet unter www.trias-gesundheit.de

Umschlaggestaltung:
Cyclus · Visuelle Kommunikation, Stuttgart

Lektorat:
Sibylle Duelli

Außenlektorat:
panmed GmbH, München

Bildnachweis:
Cover: Mit freundlicher Genehmigung von Milupa
Buchrückseite: Stockbyte
Fotos innen: flashlight, Scheeßel

Dieses Buch wurde in der neuen deutschen Rechtschreibung verfasst.

Die Deutsche Bibliothek – CIP-Einheitsaufnahme
Ein Titeldatensatz für diese Publikation ist bei Der Deutschen Bibliothek erhältlich.

Gedruckt auf chlorfrei gebleichtem Papier

© 2001 Georg Thieme Verlag
Rüdigerstraße 14, D-70469 Stuttgart
Printed in Germany

Satz: Fotosatz H. Buck, Kumhausen
Druck: Westermann-Druck, Zwickau

ISBN 3-89373-632-8   1 2 3 4 5 6

Vorwort

Fast jeder kennt den Begriff »Kaiserschnitt« und weiß, was darunter zu verstehen ist. Die Auseinandersetzung mit der Geburt und damit auch dem Kaiserschnitt findet für die werdenden Eltern bereits in der frühen Phase der Schwangerschaft statt. In dieser spannenden Lebensphase will dieses Buch Rat und Hilfestellung geben. Es kann und soll jedoch nicht die persönliche Beratung durch die Frauenärztin, den Frauenarzt und die Hebamme ersetzen. Vielmehr soll dieses Buch helfen, Missverständnisse zu vermeiden und will Informationen vermitteln, mit denen Sie sich auf Ihre Gespräche mit den Ärzten und der Hebamme vorbereiten können.

Auch wenn das Risiko bei einem Kaiserschnitt nicht sehr hoch ist, stellt diese Operation doch einen Eingriff in die Bauchhöhle der Mutter dar. Daher müssen die möglichen Gefahren für Mutter und Kind gegenüber dem Nutzen eines Kaiserschnitts genauestens abgewogen werden. In diesen Prozess können Sie und Ihr Partner als werdendes Elternpaar in den meisten Fällen einbezogen werden. Dadurch wird die Notwendigkeit eines Kaiserschnitts verständlich und Sie beide können die Entscheidung für einen solchen Eingriff mittragen.

Dieser Ratgeber ist auch für die Frauen gedacht, deren Schwangerschaftsverlauf einen Kaiserschnitt zunächst gar nicht notwendig erscheinen lässt. Es gibt allerdings Geburtssituationen, in denen unvorhersehbar ein Kaiserschnitt gemacht werden muss. In einem solchen Fall ist es sehr von Vorteil, wenn Sie als Schwangere sich vorher über eine solche Operation informiert und mit diesem Thema auseinander gesetzt haben. Denn dann können Sie in einer Akutsituation die Entscheidungsprozesse verstehen und mittragen.

Dieser Ratgeber möchte kein Plädoyer für den Kaiserschnitt abgeben, sondern liefert vor allem kompetente Informationen für schwangere Frauen. Sowohl die Gründe für die Notwendigkeit eines Kaiserschnitts als auch die Operation selbst werden – sofern dies möglich ist – aus dem Blickwinkel der werdenden

Mutter betrachtet. Umfassende Informationen über das Vorgehen bei einem Kaiserschnitt helfen dabei, bereits im Vorfeld Ängste abzubauen und die drängendsten Fragen zu klären. Vergessen Sie aber nicht, dass die persönlichen Gespräche mit Ärzten und Hebammen durch nichts zu ersetzen sind.

Persönliches Gespräch

1. Rund um den Kaiserschnitt

Entwicklungsgeschichte des Kaiserschnitts

Geburt per Bauchschnitt

Wie kam der Kaiserschnitt, meist »sectio caesarea« genannt, eigentlich zu seinem Namen? Warum die Geburt eines Kindes per Bauchschnitt mit diesem Begriff bezeichnet wird, weiß man bis heute nicht genau. Eine Theorie beruht auf der Legende, nach der Julius Cäsar, später Kaiser und Herrscher im antiken Rom, im Jahr 15 vor Christus per Schnittentbindung aus dem Bauch seiner Mutter Aurelia geholt wurde. Heute gehen die Forscher eher davon aus, dass sich »caesarea« aus dem lateinischen Verb »caedare« (dt. schneiden) herleitet. Des Weiteren wird eine derartige Operation als »abdominale Schnittentbindung« oder »operative Beendigung der Schwangerschaft unter chirurgischer Eröffnung des Uterus« bezeichnet.

Der Kaiserschnitt: eine der ältesten Operationen überhaupt

Kaiserschnitt als Notmaßnahme

Kaiserschnittenbindungen gibt es schon seit sehr langer Zeit in der Geschichte der Menschheit. Aus beinahe allen Kulturgeschichten existieren Aufzeichnungen über mehr oder weniger erfolgreich durchgeführte Entbindungen direkt aus dem Bauch der Mutter. Im Lauf der Medizingeschichte wurden sowohl die Technik des Kaiserschnitts als auch die Indikationsstellungen immer wieder verändert und weiter verfeinert. Im frühen Mittelalter galt der Kaiserschnitt nur als Notmaßnahme, um das ungeborene Kind zu retten, wenn die Mutter bei der Geburt starb. In dieser Zeit ging es vorrangig um das Leben des Kindes, ob die Mutter den Eingriff überlebte war eher nebensächlich.

Das 19. Jahrhundert

Bis weit in das 19. Jahrhundert hinein starben viele der Gebärenden während oder nach einem Kaiserschnitt. Die Sterblichkeitsrate bei diesem Eingriff lag damals zwischen 70 und 90 Prozent. Als Gründe dafür kommen einerseits die noch fehlenden Verfahren zur Schmerzlinderung bei Operationen in Frage, andererseits die noch fehlenden Methoden und Techniken, um einen Kaiserschnitt blutarm durchzuführen. Erst im Jahr 1875 entwickelte der italienische Chirurg Eduardo Porro eine Methode, durch die die Sterblichkeitsrate auf 50 Prozent sank. Er minimierte die Gefahr, das die Gebärende durch eine unstillbare Uterusblutung ums Leben kam, indem er kurzerhand die Kaiserschnittoperation mit der Entfernung der Gebärmutter (Hysterektomie) verband. Nur wenige Jahre später war es mit Hilfe der Methode der Leipziger Chirurgen Saenger und Kehrer in vielen Fällen möglich, die Blutung der Gebärmutter mittels Nähten zu stillen. In den folgenden Jahrzehnten wurden einzelne chirurgische Techniken für Kaiserschnitte immer weiter verfeinert und die Komplikationsrate sank. Auch die Einführung komplikationsarmer Verfahren zur Schmerzbehandlung verringerte die Gefährlichkeit der Kaiserschnittgeburt deutlich. Nachdem sich die Methoden des sterilen Arbeitens in den Operationssälen durchgesetzt hatten und gegen Infektionen hochwirksame Medikamente, die Antibiotika, zur Verfügung standen, liegt das Risiko für eine Frau, bei einem Kaiserschnitt zu sterben, heute bei nur noch 0,01 Prozent.

Methode nach Eduardo Porro

Steriles arbeiten

Kommen Kaiserschnitte häufig vor?

Diese Frage beschäftigt viele Menschen: Schwangere und ihre Partner, Ärzte, Hebammen, Rechtsanwälte, aber auch die Gesellschaft. Wie jeder Einzelne an das Thema Kaiserschnitt herangeht, hängt entscheidend von seiner Rolle bei der Geburt ab. Ihre persönliche Einstellung zum Kaiserschnitt wird ähnlich sein wie die zur Geburt: »Ich habe Angst vor der Geburt/dem Kaiserschnitt, aber ich möchte, dass mein Kind und ich die Geburt/den Kaiserschnitt unbeschadet überstehen.« Erst wenn das Bedürfnis nach Sicherheit bedacht wurde, stellen sich Gedanken ein wie der Wunsch, die Geburt natürlich zu erleben und den emotional günstigsten Start für das Kind zu wählen. Auf Grundlage dieser Überlegungen ist es vorstellbar, wie leicht schwangere Frauen zu einem Kaiserschnitt, der wie das ideale Geburtsverfahren erscheint, »überredet« werden können.

Aus ärztlich-medizinischer Sicht gibt es Situationen, in denen ein Kaiserschnitt unumgänglich ist, da bei einer vaginalen Geburt ein hohes Risiko für Mutter und Kind bestünde, zu erkranken oder gar zu sterben. Gründe, die für eine Entbindung per Kaiserschnitt sprechen, werden in dem nachfolgenden Kapitel dargelegt.

Kaiserschnitt aus finanziellen Gründen?

Was jedoch nicht vorkommen sollte, ist ein Kaiserschnitt aus rein organisatorischen Überlegungen heraus. So darf er nicht deswegen vorgenommen werden, um die Entbindung dem Arbeitstag in einer Klinik oder dem Dienstplan anzupassen. Ebenso wenig dürfen Kostenerwägungen bei der Entscheidung für einen Kaiserschnitt eine Rolle spielen. Eigentlich sollte es selbstverständlich sein, dass weder finanzielle Faktoren noch

Organisatorische Gründe

organisatorische Gründe Entscheidungskriterien für einen Kaiserschnitt sein dürfen. Demgegenüber steht aber eine Untersuchung aus den USA, die im Jahr 2000 veröffentlicht wurde. Hierbei wurde eine deutliche Zunahme nicht geplanter Kaiserschnitte zwischen Montag und Freitag registriert. Signifikant war, dass ein Großteil der Kaiserschnitte ausgerechnet tagsüber nötig wurden und die meisten »Sektio-Kandidatinnen« nicht nur über ein hohes Gehalt, sondern auch eine sehr gute Krankenversicherung verfügten.

Kaiserschnitt aus juristischen Gründen?

Ein erheblicher Druck lastet aus juristischen Gründen auf den Ärzten. Sie übernehmen bei der Leitung der Geburt die Verantwortung dafür, dass die ärztlichen Maßnahmen während der Geburt keine Erkrankung des Kindes oder der Mutter auslösen. Diese Forderung erscheint selbstverständlich, es kann aber während juristischen Auseinandersetzungen immer wieder zu

Juristische Auseinandersetzungen

Problemen kommen. Denn natürlich ist es so, dass der Arzt und auch die Hebamme für begangene Fehler in der Geburtsleitung haften. Ein häufiger Streitpunkt ist allerdings, ob eine Erkrankung des Kindes und/oder der Frau aus dem Handeln der Geburtshelfer resultiert oder ob diese an sich schon vorhanden war und mit der Geburt selbst nichts zu tun hat. Außerdem gibt es die so genannten schicksalhaften Verläufe von Geburten, die gerade ohne ein Eingreifen des medizinischen Personals mit hohem Risiko behaftet sind. Aus dieser schwierigen Problematik heraus entscheiden sich einige Ärztinnen und Ärzte für einen Kaiserschnitt, wenn auch nur geringe Risiken auftreten. Damit umgehen sie schon im Voraus das Problem juristischer Auseinandersetzungen. In den USA hat diese Sichtweise zu einer Flutwelle von juristischen Schadensersatzverfahren und Haftungsansprüchen geführt. Das Resultat war ein Anstieg der Sektiofrequenz auf bis zu 50 Prozent aller Geburten. Diese Entwicklung ist sicher übertrieben und sollte in Europa nicht Schule machen. Andererseits ist es notwendig, Risiken für Mutter und Kind im Vorfeld zu erkennen und die Notwendigkeit eines Kaiserschnitts gut abzuwägen.

Schicksalhafte Verläufe

Schließlich geht es um die Gesundheit von Mutter und Kind. Und wenn die Frau oder die Eltern den Eindruck haben, bei der Geburt seien Fehler gemacht worden, so können sie eine Klärung anstreben. Sicher ist die Anrufung der Gerichte immer möglich. An erster Stelle sollte aber das persönliche Gespräch mit den beteiligten Ärztinnen/Ärzten stehen. Sollte dieses Gespräch nicht hilfreich sein oder – noch schlimmer – abgelehnt werden, so besteht die Möglichkeit, sich an die Schiedsstelle der zuständigen Ärztekammer zu wenden. Hier kann die Situation auch unter Einbeziehung von Gutachtern nachträglich geprüft werden, ohne dass gleich ein Verfahren eröffnet werden muss.

Schiedsstelle

▬ Tipp

Bei Verdacht auf einen Behandlungsfehler sprechen Sie unbedingt mit Ihrer Ärztin oder Arzt. Holen Sie sich eine zweite Meinung ein. Verlangen Sie über Ihren Rechtsanwalt Akteneinsicht.

Wie wird weltweit mit dem Kaiserschnitt umgegangen?

Unterschiedlicher Umgang

In den USA kommen zurzeit etwa 40 Prozent aller Kinder per Kaiserschnitt zur Welt. Im Vergleich dazu liegt die Kaiserschnittrate in der Klinik für Geburtsmedizin der Charité bei 14 Prozent. Dies deutet bereits darauf hin, wie unterschiedlich in industrialisierten Staaten bei gleichem medizinischen Standard mit der Geburt umgegangen wird. Nicht nur die Angst der Kliniken und Ärzte vor juristischen Folgen einer nicht optimal verlaufenen Geburt kann als Grund für die so unterschiedlich hohen Anteile der Kaiserschnittgeburten gelten. Ebenso spielen die allgemeinen gesellschaftlichen Entwicklungen und sogar Modeerscheinungen eine Rolle – dies gilt sowohl für die USA als auch für Südamerika. In diesen Ländern ist es zurzeit üblich und sogar schick, Kinder per Kaiserschnitt zur Welt zu bringen. In Südamerika wird ein Kaiserschnitt sogar als Statussymbol betrachtet. Eine vaginale, also eine natürliche Geburt wird so interpretiert, dass sich die Frau einen Kaiserschnitt nicht leisten kann.

Modeerscheinungen

Europa

In Europa dagegen herrscht ein anderes Verständnis vor. Hier kümmern sich schon seit dem Mittelalter Hebammen um die Gebärenden und die Geburt. Dies könnte ein Grund dafür sein, dass der Geburtshilfe und der Geburt an sich eine größere Bedeutung zugemessen wird. Vor allem in den siebziger Jahren stand die Erfahrung, selbst ein Kind zu gebären, im Vordergrund – Frauen betrachteten die natürliche Geburt als ganz besonderes Erlebnis. In dieser Zeit wurde auch der Begriff der »sanften Geburt« geprägt. Nachdem viele medizinische Fortschritte im geburtshilflichen Bereich gemacht werden konnten, entwickelte sich ein neuer eigenständiger Bereich: die Perinatalmedizin. Perinatalmediziner befassen sich vorwiegend mit Erkrankungen und Gefährdungen von Mutter und Kind, die während des Schwangerschaftsverlaufs und im Zeitraum um den Geburtstermin auftreten. Damit stellten sie die Ge-

Sanfte Geburt

sundheit der Schwangeren und des ungeborenen Kindes sowie die Geburt selbst stärker in den Vordergrund.

Entwicklungsländer

Eine ganz andere Situation zeigt sich in Ländern mit weniger guten medizinischen Versorgungsstandards. In den so genannten Entwicklungsländern ist die Sterblichkeitsrate der Frauen im Zusammenhang mit Schwangerschaft und Geburt leider immer noch sehr hoch. Der Kaiserschnitt gilt dort als Luxusbehandlung, die sich die Frauen in den meisten Fällen jedoch nicht leisten können.

Sterblichkeitsrate

2. Aus welchen Gründen wird ein Kaiserschnitt gemacht?

Natürliche Geburt

Sicherlich wünschen sich die meisten Schwangeren, dass sie ihr Kind auf natürliche Weise bekommen können, also eine vaginale Geburt erleben dürfen. Es gibt jedoch Umstände bei einer Schwangerschaft, die gegen eine vaginale Geburtsleitung und damit für einen Kaiserschnitt sprechen. Ein Teil dieser Gründe kann bereits weit vor dem geplanten beziehungsweise errechneten Entbindungstermin festgestellt werden. In einem solchen Fall kommt ein so genannter primärer Kaiserschnitt in Frage. Dabei handelt es sich um eine geplante Operation vor Einsetzen der Wehentätigkeit und vor Eintritt des Blasensprungs. Der sekundäre Kaiserschnitt dagegen wird erst durchgeführt, nachdem die Geburt begonnen hat, also wenn schon Wehentätigkeit vorhanden war oder die Fruchtblase geplatzt ist. In den folgenden Absätzen werden die medizinischen Gründe erläutert, die zu einer Entscheidung für einen Kaiserschnitt führen können.

Was die Evolution mit dem Geburtsvorgang zu tun hat

Veränderte Beckenform

Im Verlauf der Evolution und mit der Entwicklung des aufrechten Gangs beim Menschen hat sich auch seine Beckenform verändert. Zwar ist das knöcherne Becken der Frau heute immer noch breiter als das des Mannes, doch hat sich der Raum, in dem sich das ungeborene Kind befindet, deutlich verkleinert. Hinzu kommt, dass sich das Gehirn eines ungeborenen Kindes sehr schnell entwickelt und sein Kopf in Relation zum Körper daher sehr groß ist. Diese beiden evolutionär bedingten Faktoren treffen bei der Geburt aufeinander: Es besteht ein ungünstiges Größenverhältnis zwischen Beckenbreite der Frau und Größe des Kopfs eines Ungeborenen. Dies führt dazu, dass die Geburt eines Menschen – im Vergleich zu anderen Spezies – eher langwierig und manchmal auch komplikationsreich ist.

Wenn die Geburt mit regelmäßigen Wehen oder einem Blasensprung einsetzt, rutscht das Kind – durch die Wehen vorangeschoben – noch tiefer in das Becken der Frau hinein. Wegen der anatomisch bedingten Enge muss das Kind den Kopf so weit wie möglich nach vorn gebeugt halten und mit einer bestimmten Drehung durch das knöcherne Becken hindurchgedrückt werden. Dieser Vorgang ist sehr kompliziert, deswegen hat sich ein ganzer Zweig der Medizin, nämlich die Geburtshilfe, darauf spezialisiert.

Komplizierter Vorgang

Wehen

Unter dem Begriff »Wehen« ist das wiederholte Zusammenziehen der Gebärmuttermuskulatur zu verstehen, auch als rhythmische Muskelkontraktionen bezeichnet. Die ersten auftretenden Wehen sind nicht immer mit Schmerz verbunden, zudem empfindet jede Frau sie anders. Wehen treten in unterschiedlichen Formen auf, sie können sich ähnlich wie starke Regelschmerzen, als »Ziehen« im Kreuz oder auch als Schmerzen in den Oberschenkeln bemerkbar machen. Als schmerzhaft werden Wehen am häufigsten dann geschildert, wenn sie im Unterbauch zu spüren sind. Bei vielen Schwangeren kommen Wehen schon vereinzelt ab Mitte der Schwangerschaft vor. Dies ist in den meisten Fällen überhaupt kein Grund zu Sorge, denn die Gebärmutter »übt« zu dieser Zeit bereits für die Geburt. Während dieser frühen Wehen werden Hormonrezeptoren ausgebildet, wobei vereinzelte, unkoordinierte Wehen entstehen können. Ungefähr vier Wochen vor dem errechneten Geburtstermin treten die Wehen etwas häufiger auf und es kommt zu den so genannten Senkwehen. Die Senkwehen drücken das Kind tiefer in das Becken der Mutter hinein. Erst dann, wenn die Wehen regelmäßig alle zehn bis 15 Minuten auftreten, steht der Geburtsbeginn wahrscheinlich unmittelbar bevor. Ob es so weit ist, kann allerdings nur bei einer vaginalen Untersuchung durch die Hebamme oder die Ärztin/den Arzt festgestellt werden.

Unterschiedliche Formen

Regelmäßige Wehen

Mechanische Komplikationen bei der Entbindung

In jeder Phase des komplexen Geburtsvorgangs kann eine Verzögerung und im Extremfall sogar ein Stillstand eintreten. Als Auslöser dafür kommen sowohl Probleme auf Seiten des Kindes als auch auf Seiten der Mutter in Frage. Ein Grund kann beispielsweise eine Abnormität bei der Größe eines Kindes sein. Manchmal verursachen unterschiedliche Kopfhaltungen oder Stellungen des Kindes im Gebärkanal Störungen. Ab und zu passiert es auch, dass der Arm des Kindes neben seinem Kopf liegt. Dadurch steht noch weniger Platz zur Verfügung, sodass eine normale Geburt unmöglich wird.

Abnormität

Beckenprobleme

Als problematisch können sich zum Beispiel auch Veränderungen des knöchernen Beckenrings bei einer Frau erweisen, die die Geburt erschweren. Solche Verengungen entstehen meist aufgrund von Entwicklungsstörungen oder schweren Unfällen. Derartige Beckenprobleme sind allerdings oft so gravierend, dass die Mutter darüber gut Bescheid weiß und vorab darüber berichten kann. Sind allen an der Geburt Beteiligten solche Schwierigkeiten frühzeitig bekannt, ist dies für die gesamte Betreuung während der Schwangerschaft und der Geburt selbst hilfreich und vorteilhaft.

Verengungen

Eine andere Ursache für eine Verzögerung oder einen Geburtsstillstand können Widerstände im Bereich der weichen Teile des Beckens sein. Dazu gehören die Muskulatur, das Fett und das Bindegewebe. Durch ein unbewusstes, dauerhaftes Anspannen der Muskulatur im Beckenbereich verengen sich möglicherweise die Austrittswege. In einer solchen Situation kann die so genannte Periduralanästhesie (rückenmarksnahe Betäubung, PDA) hilfreich sein. Ist der Schmerz erst einmal ausgeschaltet, kann sich die Muskulatur entspannen und der Geburtskanal wird wieder frei. Auch sehr straffes Bindegewebe kann eine verzögerte Dehnung des Geburtstrakts verursachen. Bei extrem übergewichtigen Frauen kommt hinzu, dass der Geburtstrakt durch zu viel Fettgewebe eingeengt sein kann.

Verengte Austrittswege

Geburtsstillstand

Die meisten der genannten Ursachen für eine Verzögerung oder einen Stillstand ergeben sich erst während des Geburtsvorgangs. Daher ist es nicht möglich, ihnen schon vor Beginn der Geburt entgegenzuwirken. Ein Geburtsstillstand selbst ist dagegen immer schnell zu diagnostizieren, da während der Geburt regelmäßig vaginale Untersuchungen stattfinden. Die Befunde werden sofort in einem so genannten Geburtsbericht vermerkt. So kann jeder, der später bei der Geburt mithilft, erkennen, wann und warum Probleme aufgetreten sind. Sollten in unsicheren oder schwierigen Fällen die vaginalen Untersuchungen nicht ausreichen, kann eine zusätzliche Ultraschalluntersuchung (Sonographie) mehr Klarheit verschaffen.

Vaginale
Untersuchungen

Ultraschalluntersuchung

Bei einer Untersuchung mit dem Ultraschallgerät kann der Arzt direkt in die Gebärmutter »hineinsehen« und so das Kind betrachten. Die Ultraschalluntersuchung selbst ist völlig ungefährlich. Über einen so genannten Schallkopf werden dabei nicht hörbare Ultraschallwellen in das Gewebe abgegeben und von dort reflektiert, wo sich Grenzflächen bilden. Also beispielsweise an der Grenze zwischen Gebärmutter und Fruchtwasser sowie zwischen Fruchtwasser und dem Kind. Diese Reflektionen werden vom Gerät wieder aufgefangen und dann in zweidimensionale Bilder umgesetzt.

Ungefährliche Ultraschalluntersuchung

Die Ultraschalluntersuchung dient während der Schwangerschaft dazu, die Entwicklung des Kindes zu überwachen. Mit Hilfe der Sonographie kann beispielsweise die Größe des Kindes bestimmt werden. Zudem ist es möglich, die inneren Organe zu betrachten, um frühzeitig eventuelle Anomalitäten Risiken festzustellen.

Größe des Kindes

Kurz vor einer geplanten Kaiserschnittoperation wird die Sonographie nochmals zur endgültigen Bestimmung der Kindslage eingesetzt.

Das Baby kommt deutlich zu früh

Trotz allen medizinischen Fortschritts kann es immer wieder zu Frühgeburten kommen. Von einer Frühgeburt spricht man, wenn die Entbindung zwischen der 24. und 37. Schwangerschaftswoche stattfindet. Das Geburtsgewicht der Kinder liegt dann zwischen 500 und 2.500 Gramm. In Deutschland bewegt sich der Anteil der Frühgeburten derzeit zwischen fünf und acht Prozent. Der Risikofaktor Nummer eins für eine Frühgeburt sind aufsteigende Infektionen des Genitaltrakts. Weitere Faktoren, die das Risiko einer Frühgeburt erhöhen, sind das Rauchen während der Schwangerschaft, Mehrlingsschwangerschaften, eine Zuckerkrankheit der Mutter (Diabetes mellitus) sowie verschiedene Fehlbildungen und Erkrankungen der Gebärmutter. Je weiter die Geburt vom eigentlichen Zeitpunkt entfernt liegt, desto problematischer ist sie für das Kind. Schwierigkeiten entstehen dann, wenn die Organe eines zu früh geborenen Kindes für das Leben außerhalb der Gebärmutter (extrauterines Leben) noch nicht reif sind. Hinzu kommt, dass ein Großteil der Frühgeburten durch Infektionen der Gebärmutter ausgelöst werden. Denn häufig sind dann die Kinder ebenfalls von dieser Infektion betroffen, wenn sie zur Welt kommen (siehe Kasten »Frühgeburt in Folge einer Infektion«).

Frühgeburt in Folge einer Infektion

Eine Frühgeburt tritt oft als Folge einer Infektion ein, die über die Scheide, den Muttermund, die Gebärmutter bis zur Plazenta hochwandert. Die Medizin unterscheidet primär zwischen den so genannten erregerspezifischen und den unspezifischen Infektionen. Zu den erregerspezifischen Infektionen gehören Entzündungen, die durch bestimmte Bakterien, Viren oder Pilze hervorgerufen werden und typische Krankheitsbilder auslösen. Beispiele hierfür sind Herpesinfektionen, der Tripper, die Syphilis, aber auch Streptokokkeninfektionen. Bei den unspezifischen Infektionen findet eine Besiedlung der Scheide mit krankheitsauslösenden Bakterien statt. Dabei kann es sich um unterschiedliche Bakterien handeln, die aber dennoch das gleiche Krankheitsbild hervorrufen. Diese unspezifischen Infektio-

Geburtsgewicht

Infektionen der Gebärmutter

Typische Krankheitsbilder

nen treten sehr viel häufiger als Ursache für Frühgeburten auf als die erregerspezifischen Infektionen. Ursache für die Besiedlung der Scheide mit diesen schädlichen Bakterien ist eine Verminderung der in der Scheide vorkommenden Laktobazillen. Laktobazillen befinden sich immer in der Scheide und sie stellen im Normalfall einen guten Schutz gegenüber der Außenwelt dar. Sie produzieren Säure und erzeugen dadurch Lebensbedingungen, die für die unerwünschten Bakterien sehr ungünstig sind. Durch Hormonumstellungen, Stress, Zuckerkrankheit, schwere Allgemeinerkrankungen, aber auch durch eine antibiotische Behandlung wegen einer anderen Erkrankung im Körper kann es zu einer Vernichtung der Laktobazillen und damit zu einem Eindringen schädlicher Bakterien kommen.

Guter Schutz

Da die Startbedingungen für zu früh geborene Kinder sowieso schon schwierig sind, muss genau überlegt werden, wie sie zur Welt kommen sollen. Bis zum Beginn der achtziger Jahre glaubte man, alle Frühgeburten durch einen Kaiserschnitt beenden zu müssen. Groß angelegte Untersuchungen haben aber gezeigt, dass das nicht jedes Mal von Vorteil für die Kinder ist. Ein Kaiserschnitt bei einer sehr frühen Frühgeburt kann wegen der noch relativ dicken Gebärmutterwand schwierig sein, da dann der operative Zugang zum Kind meist nicht einfach ist. Wenn keine anderen medizinischen Gründe dagegen sprechen, werden Frühgeburten, die sich in Schädellage befinden, auf natürliche Weise entbunden. Ganz anders sieht die Situation allerdings bei einer Frühgeburt mit Beckenendlage (Steißlage) oder einer Querlage aus. In solchen Fällen sollte immer ein Kaiserschnitt durchgeführt werden.

Schwierige Startbedingungen

Anzeichen einer Frühgeburt

Die Symptome einer drohenden Frühgeburt sind sehr unterschiedlich. Deswegen ist es schwierig, die Gefahr rechtzeitig zu erkennen und die Geburtsleitung entsprechend zu planen. Nicht alle Frauen spüren Wehen, wenn sich der Muttermund zu früh eröffnet. Ein Ziehen im Rücken, Schmerzen in den Beinen und ähnliche Beschwerden werden häufig nicht als We-

Symptome

hentätigkeit verstanden und damit übersehen. Außerdem sind für eine Frühgeburt meist nicht so viele Wehen erforderlich wie für die Geburt in Terminnähe. Viele Frühgeburten treten daher für die Frauen völlig überraschend auf. Der Geburtstermin ist scheinbar noch in weiter Ferne und die Wehen sind bei weitem nicht so stark, wie die Frauen es sich vorgestellt haben.

Hinweis

Warnsymptome für eine drohende Frühgeburt

Ziehende Schmerzen

- Plötzlich auftretende ziehende Schmerzen im Rücken
  Meistens sind diese Beschwerden harmlos. Sie sollten aber unbedingt Ihren Gynäkologen aufsuchen, vor allem, wenn die Beschwerden plötzlich auftraten und über Stunden hinweg anhalten.

- Vorzeitiges Einsetzen der Wehen
  Gerade bei drohenden Frühgeburten macht sich die Wehentätigkeit oftmals als uncharakteristischer Schmerz bemerkbar. Sehr oft kommt es zu Rückenschmerzen, manchmal aber auch zu Schmerzen, die als Magenprobleme oder Muskelschmerz in den Beinen gedeutet werden.

Geöffneter Muttermund

- Bereits bei einer Routineuntersuchung erkennbar geöffneter Muttermund
  Ob eine Frühgeburt wirklich droht, muss durch eine vaginale Untersuchung beim Frauenarzt festgestellt werden. Hier wird überprüft, ob und wie weit sich der Muttermund schon geöffnet hat.

- Vorzeitiger Blasensprung
  Ein eindeutiges Zeichen einer kurz bevorstehenden Geburt ist das Platzen der Fruchtwasserblase mit Abgang von Fruchtwasser. In diesem Fall müssen Sie umgehend und ohne Zeitverlust die Klinik aufsuchen.

Rasches Handeln

Oftmals sind sowohl Hebammen und Ärzte als auch die Frauen selbst auf eine Frühgeburt nicht vorbereitet: Rasches Handeln ist erforderlich. Solche Geburten sollten ausnahmslos in Kliniken durchgeführt werden, die zumindest mit einem kinderärztlichen Dienst, besser noch mit einer Intensivstation für Neugeborene ausgestattet sind.

Für »Frühgeborenen-Eltern« ...

Für jedes Elternpaar ist die Geburt eines Kindes ein ganz besonderes Ereignis in ihrem Leben. Bei einer Frühgeburt, vor allem wenn sie auch noch völlig unvorhergesehen eintritt, handelt es sich um eine absolute Ausnahmesituation, die die Eltern erst einmal vor sehr schwer zu bewältigende Probleme stellt.

Neben der großen Sorge, ob das Kind auch gesund zur Welt kommt, ist die frühe Trennung gleich nach dem Kaiserschnitt das zentrale Problem für das Elternpaar. In sehr vielen Fällen muss das zu früh geborene Kind direkt nach der Operation in eine Kinderklinik oder auf eine Intensivstation für Neugeborene verlegt werden. Jetzt ist plötzlich der Vater die erste und auch die zentrale Kontaktperson für das Kind und das Personal der Intensivstation. Nur er kann das Neugeborene jetzt besuchen, da die Mutter sich kurz nach der Operation noch in der Aufwachphase befindet.

Ein Foto als Babyersatz

Auf einigen Stationen wird dem Vater nach dem ersten Besuch ein Polaroidfoto des Kindes für die Mutter mitgegeben. Für sie ist dies jedoch nur ein sehr notdürftiger Babyersatz.

Babyersatz

Je früher die Mutter ihr Kind sehen kann, desto besser ist es für die Verarbeitung der Situation. Wenn also Ihr Kind in ein anderes Krankenhaus verlegt worden ist, dann versuchen Sie dort aufgenommen zu werden. Sobald Sie aufstehen können, werden Sie ihr Kind natürlich so oft als möglich besuchen wollen. Sprechen Sie mit dem Personal der Intensivstation frühzeitig über die Besuchszeiten. In der Regel dürfen Sie so oft wie möglich die Station betreten. Gerade bei Frühgeburten werden die Eltern heutzutage geradezu ermutigt, möglichst häufig Kontakt mit dem Kind zu haben. Sie als Eltern werden die gesamte Atmosphäre auf der Intensivstation vermutlich als bedrohlich empfinden. Aber das Personal wird sicherlich alles versuchen, um Sie in die Betreuung des Kindes einzubeziehen und Ihre Ängste dabei auch ernst nehmen.

Häufiger Kontakt

Das Baby liegt verkehrt

Die meisten Kinder liegen zum Zeitpunkt der Geburt mit dem Kopf nach unten gerichtet. Der Kopf tritt also bei der Geburt als erstes aus und befindet sich im Beckeneingang. Doch kommt es immer wieder vor, dass Kinder am Entbindungstermin in der Beckenendlage liegen. Dabei befinden sich der Steiß sowie die Füßchen des Kindes in dem Beckeneingang, während sein Kopf in der Nähe des Rippenbogens liegt. Diese besondere Kindslage ist häufig auch von außen ertastbar. In der Klinik kann das Kind durch eine so genannte äußere Wendung in die richtige Lage gedreht werden.

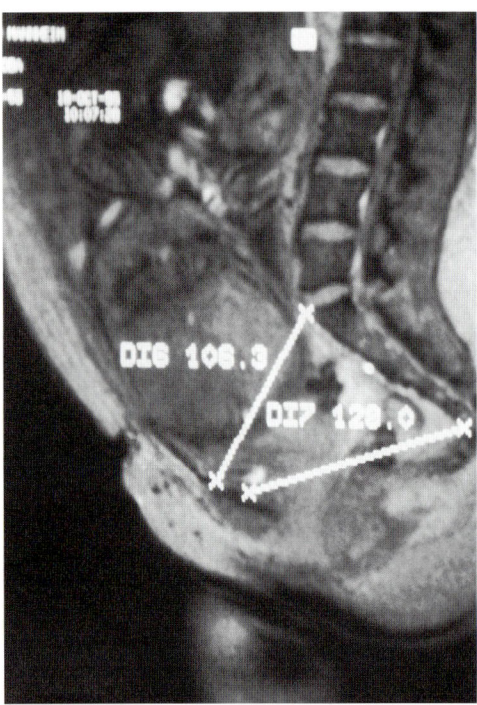

Die optimale Kindslage zur vaginalen Geburt: Das Kind befindet sich in normaler Geburtslage, der Kopf liegt im kleinen Becken der Mutter.

Die äußere Wendung

Dabei wird versucht, das Kind mit Hilfe bestimmter Handgriffe von außen über die Bauchdecke der Mutter in die richtige Lage zu drehen. Für diese Maßnahme muss unbedingt eine kontinuierliche Überwachung der kindlichen Herztöne gewährleistet sein um Komplikationen rechtzeitig zu erkennen. In sehr seltenen Fällen (unter ein Prozent) kann es durch diese Manipulation dazu kommen, dass sich die Plazenta von der Gebärmutterwand ablöst oder die Nabelschnur sich um das Kind legt. Deswegen sollte die äußere Wendung nur von sehr erfahrenen Ärzten durchgeführt werden. Zur Sicherheit muss auch noch ein komplettes OP-Team in Bereitschaft sein, um bei Komplikationen schnell einen Kaiserschnitt machen zu können.

Dieser Vorgang findet unter stationären Bedingungen statt und führt in über der Hälfte aller Fälle dazu, dass anschließend eine Schädellage des Kindes vorliegt.

Die »indische Brücke«

Eine sanftere Methode als die äußere Wendung ist die so ge- Sanftere Methode
nannte indische Brücke. Obwohl diese Übung als sanft bezeichnet wird, ist sie unter Umständen nicht ganz ungefährlich. Fragen Sie also unbedingt Ihren Gynäkologen oder Ihre Hebamme, ob deren Anwendung in Ihrem speziellen Fall auch anzuraten ist. Des Weiteren sollte Ihnen Ihre Hebamme genau zeigen,
wie diese Übung durchzuführen ist, und Sie bei der ersten Anwendung anleiten. Daher folgt hier nur eine Kurzbeschreibung
der indischen Brücke:

Die indische Brücke kann bei einer Beckenendlage des Kindes
ab der 35. Schwangerschaftswoche angewendet werden. Ziel
dieser Übung ist eine spontane Drehung des Kindes in die rich- Spontane Drehung
tige Lage. Die Frau lagert – gestützt durch mehrere Kissen oder
auch einen Stuhl – ihr Becken hoch. Dabei ist es wichtig, dass
die Muskulatur sehr entspannt ist. Diese Lage wird für ungefähr 15 bis 20 Minuten beibehalten. Übrigens sollte der Magen
dabei nicht gefüllt sein, also führen Sie diese Übung nicht kurz
nach einer größeren Mahlzeit durch. Wenn Übelkeit oder
Schmerzen auftreten, brechen Sie sofort ab. Machen Sie diese
Übung bitte nicht, wenn Sie alleine sind und niemanden um
Hilfe rufen können, falls es Ihnen schlecht wird.

Lässt sich das Problem auf diese Weise nicht beheben, ist zu
überlegen, auf welchem Weg das Kind dann geboren werden
soll. Kinder aus Beckenendlage können meist dann vaginal entbunden werden, wenn ihr Körpergewicht 3.500 Gramm nicht
überschreitet und die mütterlichen Beckenmaße keine Einschränkung darstellen.

Moxibustion

Viele Hebammen bieten als Alternative zur äußeren Wendung Alternative
und zur indischen Brücke eine besondere Form der Akupunk-
tur an: die Moxibustion.

Eine Gewichtsschätzung erfolgt mit Hilfe einer Ultraschalluntersuchung. Bei dieser ungefährlichen Untersuchung werden

Risikoeinschätzung

zusätzlich Umfang und Durchmesser des Kopfes sowie des Brustkorbs festgestellt. Das Verhältnis der Messergebnisse zueinander erlaubt eine gewisse Risikoeinschätzung bei einer vaginalen Geburt aus Steißlage. Sollten die Ergebnisse gegen eine Steißgeburt sprechen, wird die Frauenärztin oder der Frauenarzt eine Kaiserschnittentbindung, und zwar eine primäre Sektio, empfehlen. Ist dies der Fall, sollte der Eingriff nach Erlangung der Reife des Kindes (nach 37 Schwangerschaftswochen) und möglichst noch vor Eintritt der Wehentätigkeit und des Blasensprungs durchgeführt werden. Die meisten Kaiserschnitte bei Beckenendlage finden daher zwischen der 37. und 39. Schwangerschaftswoche statt. Bei dieser geplanten Operation bietet sich zur Schmerzausschaltung vor allem die Periduralanästhesie an.

Selbst nach Kaiserschnittgeburten wegen Beckenendlage kann das Neugeborene durch die zuvor in der Gebärmutter eingenommene Position gewisse Besonderheiten aufweisen: Oft behalten diese Kinder ihre in der Körpermitte eingeknickte Position noch relativ lange nach der Geburt bei, der Kopf ist häufig etwas schmaler und länger als gewöhnlich. Nach Geburten aus der Beckenendlage ist vor allem die sonographische Beurteilung des Hüftgelenks, eine vorgeschriebene Routineuntersuchung bei Neugeborenen, wichtig.

Sonographische
Untersuchung

Beckenendlagengeburt

Findet eine vaginale Beckenendlagengeburt statt, wird zunächst der Steiß geboren, danach folgt der Bauch mit der Nabelschnur. Während der Geburt sichert die Nabelschnur weiterhin die Verbindung zur Plazenta, über die das Kind vor allem mit dem lebenswichtigen Sauerstoff versorgt wird. Sobald der Brustkorb aus dem Geburtskanal ausgetreten ist, befindet sich der nachfolgende Kopf an der engsten Stelle des Geburtswegs. Dabei kann es passieren, dass die Nabelschnur zwischen Kopf und knöchernem Becken zusammengedrückt wird. Während dieser Zeit ist die Versorgung des Kindes über die Nabelschnur unterbrochen. Bei einem normalen Geburtsverlauf besteht keine Gefahr für das Kind. Dauert diese Geburtsphase allerdings

Versorgung des Kindes

länger, kann eine mangelnde Sauerstoffversorgung die Folge sein. Um solche Komplikationen zu vermeiden, wird – wie beschrieben – eine Gewichtsschätzung und Durchmesserbestimmung des Kindes durchgeführt. Eine Beckenendlagengeburt darf übrigens nur von erfahrenen Fachärzten geleitet werden.

Gewichtsschätzung und Durchmesserbestimmung

Eine Mehrlingsgeburt steht bevor

Mehrlingsschwangerschaften stellen für alle Beteiligten eine große Herausforderung dar. Drillinge oder gar Vierlinge müssen immer per Kaiserschnitt entbunden werden, denn hier ist die Komplikationsrate bei einer natürlichen Geburt sehr hoch. Ein weiteres Risiko besteht darin, dass der Anteil von Frühgeburten und kindlichen Lageanomalien bei Mehrlingsschwangerschaften sehr groß ist. Bei Zwillingsschwangerschaften liegt er bei etwa 50 Prozent. Auch deswegen werden Mehrlingsschwangerschaften häufig frühzeitig per Kaiserschnitt beendet.

Lageanomalien

Auf die Lage des ersten Kindes kommt es an

Bei einem Schätzgewicht der Kinder über 2.000 Gramm kann jedoch in vielen Fällen die vaginale Geburt verantwortet werden. Für eine solche Entscheidung ist allerdings die Schädellage des ersten Kindes Voraussetzung. Befindet sich das vorangehende Kind in Beckenendlage oder gar Querlage, dann führt kein Weg an einem Kaiserschnitt vorbei. Die Lage des zweiten Kindes ist für die Entscheidung der Geburtsart unerheblich, denn sehr oft dreht es sich wegen der erheblich besseren Platzverhältnisse nach der Geburt des ersten Kindes von selbst in die richtige Position. Verbleibt das zweite Kind dennoch in anomaler Lage, kann diese wegen der deutlichen Weitung des Geburtswegs durch geschicktes Eingreifen der Hebamme oder des Arztes sehr oft korrigiert werden.

Bessere Platzverhältnisse

Das Baby ist zu klein

Es gibt Schwangerschaften, während denen das Kind aus unterschiedlichen Gründen nicht angemessen wächst. Nun könnte man meinen, dass ein eher kleines Kind besser durch den Geburtskanal passt und damit eine vaginale Geburt viel leichter ist. Prinzipiell stimmt das zwar, vor allem wenn man nur die Geburtsmechanik, das heißt die Größenverhältnisse, betrachtet. Doch nur in selten Fällen sind die Kinder deswegen zu klein, weil auch die Eltern nicht so groß sind. Viel häufiger liegt eine eingeschränkte Versorgung des Kindes über den Mutterkuchen (Plazenta) vor. Zwar bekommt das Kind ausreichend Sauerstoff und lebenswichtige Spurenelemente zugeführt, doch das Nährstoffangebot insgesamt ist erheblich reduziert. Das führt dazu, dass nur die lebenswichtigen Organe des Kindes wie Gehirn, Niere, Lunge weiterhin mit Nährstoffen versorgt werden. Der Fettanbau dagegen ist vermindert und somit bleibt das Größenwachstum zurück. Das Kind befindet sich permanent in einer Situation, in der es von den eigenen Reserven zehren muss. Kommen dann die Geburtswehen hinzu, kann das Kind wegen der Muskelkontraktionen der Gebärmutter über die Nabelschnur nicht mehr ausreichend versorgt werden und im ungünstigsten Fall sogar einen Sauerstoffmangel erleiden.

Dieses Problem führt auch bei sehr kleinen Kindern, die im Regelfall sehr gut vaginal geboren werden könnten, dazu, dass ein Kaiserschnitt nötig wird. Ob das Kind mit genügend Sauerstoff versorgt wird, kann sehr gut anhand der Herzfrequenzaufzeichnung des Kindes verfolgt werden (siehe Kasten »Cardiotokogramm«).

Cardiotokogramm (CTG)

Früher wurden die Herztöne des Kindes während der Schwangerschaft und bei der Geburt mit einem großen hölzernen Hörrohr überwacht. Heutzutage bedient man sich dazu modernerer Technik. Die Herzfrequenz des Kindes kann über den Bauch der Mutter mit Hilfe eines etwa drei Zentimeter großen Ultraschallplättchens abgeleitet werden. Parallel dazu wird mit einem Druckabnehmer die Wehentätigkeit aufgenommen. Diese

Geburtsmechanik

Eigene Reserven

Moderne Technik

Aufzeichnungen bezeichnet man als Cardiotokogramm. Der Name dieses Verfahrens ergibt sich aus der Überwachung der Herztätigkeit des Kindes (Cardio) und der Wehenaufzeichnung (Tokogramm von dem griechischen Wort Tokos, die Geburt). Anhand der gemessenen Herzfrequenz des Kindes lässt sich relativ sicher ableiten, ob es dem Kind gerade gut geht und wie es um die Versorgung des Kindes mit Sauerstoff steht.

Gemessene Herzfrequenz

Das Baby ist zu groß

Manche Kinder werden während der Schwangerschaft sehr viel größer als der Durchschnitt. Das kann zum einen daran liegen, dass auch die Eltern sehr groß sind. Zum anderen ist es möglich, dass während der Schwangerschaft eine Stoffwechselveränderung eingetreten ist, durch die das Kind mit zu vielen Nährstoffen versorgt wurde. Der Grund dafür ist sehr häufig eine während der Schwangerschaft aufgetretene Zuckerkrankheit (Diabetes mellitus). Manchmal entwickelt sie sich nur vorübergehend und macht sich erst bei der nächsten Schwangerschaft oder im Alter wieder bemerkbar. Manchmal besteht diese Erkrankung schon länger, ohne dass die werdende Mutter es zuvor bemerkt hat, und die Diagnose wird erst im Rahmen der Routineuntersuchungen, die während der Schwangerschaft stattfinden, gestellt.

Stoffwechselveränderung

Bei den routinemäßig durchgeführten Tast- und Ultraschalluntersuchungen können Gewicht und Größe des Kindes relativ genau eingeschätzt werden. Doch trotz allen technischen Fortschritts ist es möglich, dass das Gewicht um bis zu 400 Gramm von der Schätzung abweicht. Ergibt sich bei den Untersuchungen, dass ein Kind wahrscheinlich sehr groß oder sehr schwer ist, sollte zumindest über einen Kaiserschnitt nachgedacht werden. Ab einem geschätzten Gewicht des Kindes von deutlich über 4.500 Gramm ist ein Kaiserschnitt auf alle Fälle anzuraten. Aber auch bei anderen sehr groß geschätzten Kindern sind diese Informationen für die Leitung der Geburt sehr wichtig, damit rechtzeitig ein Kaiserschnitt vorbereitet werden kann.

Wichtige Informationen

Das Baby muss schnell geboren werden

Gebertsverlauf

Während jeder Geburt kann es aus den verschiedensten Gründen dazu kommen, dass ein Kind schnell auf die Welt geholt werden muss. Auch die besten Vorsorgeuntersuchungen geben keine absolute Sicherheit darüber, wie die Geburt ablaufen wird. Selbst wenn Mutter und Kind vor der Entbindung vollkommen gesund und keine Komplikation zu befürchten sind, können während der Geburt immer wieder gefährliche Situationen entstehen. Diese sind nicht vorhersehbar und können eben deswegen sehr gefährlich für Mutter und Kind werden. Falls der Geburtsvorgang schnell beendet werden muss, bleibt in den meisten Fällen nur die Kaiserschnittenbindung. Falls die Geburt jedoch schon weiter fortgeschritten ist, kann das Kind mit Hilfe einer Saugglocke oder einer Geburtszange über den natürlichen Weg entbunden werden. Allerdings muss dafür der Muttermund schon ganz geöffnet sein. Ist dies nicht der Fall, kommt als letzte Lösung nur ein Kaiserschnitt in Frage.

Blutungen

Größte Gefahr

Die größte Gefahr von mütterlicher Seite stellen Blutungen dar. Sie treten zwar selten auf, können aber schnell bedrohlich werden, da die Gebärmutter während der Schwangerschaft extrem gut durchblutet ist.

Auslöser für Blutungen sind meist Ablösungen des Plazentarandes von der Gebärmutterwand oder ihre ungünstige Lage vor dem Geburtsweg. Solche Situationen erfordern einen sofortigen Kaiserschnitt, da sonst das Leben und die Gesundheit von Mutter und Kind durch den schnell entstehenden Blutverlust stark gefährdet würde.

Sauerstoffversorgung

Häufigste Gründe

Von kindlicher Seite sind Beeinträchtigungen der Sauerstoffversorgung, die auf unterschiedliche Weise verursacht werden können, häufigste Gründe für einen Kaiserschnitt. Die Sauerstoffversorgung des Kindes wird während der Geburt kontinu-

30

ierlich überwacht, indem mit dem CTG die Herzfrequenz des Kindes abgeleitet wird. Die Frequenzschwankungen zeigen, ob das Kind genügend Sauerstoff erhält. Falls plötzlich die Versorgung über den Mutterkuchen und die Nabelschnur nicht mehr ausreicht, sinkt die Herzfrequenz des Kindes. Wenn die Werte bestimmte Grenzen für eine längere Zeit unterschreiten, gilt dies als ein Indiz dafür, dass das Kind durch Sauerstoffmangel akut bedroht ist. In diesem Fall muss sofort ein Kaiserschnitt durchgeführt werden, um das Leben des Kindes zu retten und es vor bleibenden Schäden zu bewahren.

Herzfrequenz des Kindes

Voraussetzung dafür ist allerdings, dass in der Klinik zu jeder Tages- und Nachtzeit ein schnelles Eingreifen beziehungsweise die Durchführung eines Kaiserschnitts möglich ist. Wie schon erwähnt, kann niemand – auch bei intensiver Schwangerenvorsorge – vorhersagen, ob akut Probleme bei einer Geburt auftreten werden. Vom reinen Sicherheitsgedanken für Mutter und Kind her gesehen ist eine Hausgeburt deswegen nicht empfehlenswert, da eine sofortige ausreichende medizinische Hilfe nicht zur Verfügung steht, falls während der Geburt Komplikationen auftreten. Bei einer geplanten Hausgeburt sollte zumindest eine entsprechend eingerichtete Klinik in der Nähe sein.

Akute Probleme

▶ **Hauptindikationen für einen primären Kaiserschnitt**

- Beckenendlage
- Querlage
- Mehrlingsschwangerschaft
- Mangelentwicklung des Kindes
- Zu großes Kind
- Placenta Praevia (siehe Kasten Seite 38)

▶ **Hauptindikationen für einen sekundären Kaiserschnitt**

- Geburtsstillstand
- Drohender Sauerstoffmangel für das Kind
- Frühgeburt

Bei welchen Krankheiten der werdenden Mutter kann ein Kaiserschnitt nötig werden?

Zu starke Belastung

Nicht jede Schwangere ist gesund. Doch zum Glück sind die meisten Krankheiten mit einer Schwangerschaft vereinbar. Aber selbst wenn die Schwangerschaft gut verläuft, kann es sein, dass der Geburtsvorgang bei einer Schwangeren mit Vorerkrankung eine zu starke Belastung darstellt. In diesen Fällen muss ein Kaiserschnitt durchgeführt werden, um die werdende Mutter nicht zu gefährden. Je schneller eine Erkrankung diagnostiziert wird, desto eher kann der Arzt eine eventuell nötige Therapie bereits während der frühen Phase der Schwangerschaft einleiten. Deshalb sollten alle Beschwerden und bekannten Vorerkrankungen bei den gynäkologischen Routineuntersuchungen so bald wie möglich angesprochen werden. Der Arzt kann dann wesentlich früher und besser beurteilen, ob eine vaginale Geburt mit der jeweiligen Erkrankung zu vereinbaren ist.

Normale Geburt

Für eine normale Geburt bergen prinzipiell all diejenigen Erkrankungen Risiken, die keine starke Belastung des Herz-Kreislauf-Systems zulassen. Glücklicherweise muss aber heutzutage nicht jeder Herzfehler oder jede Organtransplantation in der Krankengeschichte der Mutter automatisch einen Kaiserschnitt begründen.

Wenn bei der Mutter eine Herzkrankheit vorliegt

Sehr viele Herzfehler, ob angeboren oder erworben, stellen für eine normale Geburt kein Problem dar. Nur diejenigen Herzfehler, die schon in Ruhe Belastungssituationen auslösen, sind ein ausschlaggebender Grund für einen geplanten Kaiserschnitt. Genau kann das nur ein Kardiologe (Herzspezialist) abschätzen, der dann gemeinsam mit der betreuenden Frauenärztin/dem betreuenden Frauenarzt eine Entscheidung treffen sollte. Bei Erkrankungen des Herzens ist eine frühzeitige Information des zuständigen Narkosearztes besonders wichtig.

Die Schwangere ist von einer Lungenkrankheit betroffen

Für Schwangere mit Lungenerkrankungen gilt prinzipiell das Gleiche wie für Schwangere mit Herzerkrankungen. Wenn die Lungenerkrankung schon in Ruhesituationen eine Belastung für die werdende Mutter darstellt, so ist eine normale Geburt meist nicht möglich. Allerdings gibt es sehr viele, völlig unterschiedliche Erkrankungen der Lunge und der Atemwege, von denen eine ganze Reihe, zum Beispiel die asthmatischen Erkrankungen, medikamentös gut behandelt werden können. Bei Verdacht auf eine bestehende Lungenerkrankung ist daher unbedingt eine Untersuchung bei einem Spezialisten, beispielsweise einem Facharzt für innere Medizin oder einem Facharzt für Lungenheilkunde, während der Schwangerschaft notwendig. Die Funktionstests, die bei diesen Untersuchungen durchgeführt werden, geben gute Anhaltspunkte, inwieweit die Lungenfunktion eingeschränkt ist. Anhand der Testergebnisse kann das weitere Vorgehen während der Schwangerschaft gemeinsam mit dem behandelnden Gynäkologen geplant werden.

Medikamentös gut behandelbar

Die Schwangere leidet unter Bluthochdruck

Wenn bereits während der Frühschwangerschaft ein erhöhter Blutdruck festgestellt wird, besteht die große Gefahr, dass sich im späteren Verlauf der Schwangerschaft extrem hohe Blutdruckwerte entwickeln. Überhöhte Blutdruckwerte treten auch kurz vor dem errechneten Geburtstermin auf und können somit bei einer normalen Geburt eine große Gefahr für die Schwangere bedeuten. Deswegen ist es besonders wichtig, den Blutdruck während der gesamten Schwangerschaft engmaschig zu kontrollieren und zu dokumentieren. In vielen Fällen kann durch eine medikamentöse Blutdruckbehandlung die Gefahr für Mutter und Kind vermindert werden, sodass kein Risiko mehr bei einer normalen Geburt besteht. Die Ultraschalluntersuchung des Kindes ist während der Blutdrucktherapie sehr wichtig, um rechtzeitig zu erkennen, ob es durch schwankende Blutdruckwerte zu einer Unterversorgung des Kindes kommt.

Frühschwangerschaft

Ultraschalluntersuchung des Kindes

Medikamentöse Blutdrucksenkung

Die Gynäkologen wissen, welche blutdrucksenkenden Medikamente sie während der Schwangerschaft geben dürfen, ohne dass das ungeborene Kind gefährdet wird. Allerdings sind nicht die Medikamente selbst das Problem, sondern vielmehr die Einstellung des Blutdrucks: Zu hoher Blutdruck kann sehr gefährlich, sogar lebensgefährlich für die Schwangere werden. Doch wird er zu schnell und zu stark abgesenkt, kann dies wiederum zu einer Beeinträchtigung der Plazentaversorgung und damit indirekt zu einer Gefährdung des Kindes führen. Aus diesem Grund werden die blutdrucksenkenden Maßnahmen meist einschleichend, also ganz behutsam begonnen. Dabei bekommt die Schwangere am Anfang der Behandlung kleinere Mengen der blutdrucksenkenden Medikamente verabreicht. Die Dosis wird langsam erhöht, bis die endgültige, therapeutisch wirksame Dosierung erreicht ist. Treten jedoch plötzlich sehr hohe Blutdruckwerte auf, ist in den meisten Fällen eine sofortige Gabe größerer Mengen des Medikaments per Infusion erforderlich. Dabei muss eine kontinuierliche Herzfrequenzüberwachung des Kindes gewährleistet sein, um eine eventuelle Minderversorgung rechtzeitig zu erkennen. Ebenso wird bei der Mutter eine engmaschige Überwachung der Kreislaufparameter erforderlich sein.

Trotz aller frühzeitigen Behandlungsmaßnahmen kann es gegen Ende der Schwangerschaft zu extremen Blutdruckerhöhungen kommen, denen mit einer medikamentösen Behandlung nicht mehr beizukommen ist. Glücklicherweise kommen derartige Fälle sehr selten vor, dennoch kann es nötig werden, eine Schwangerschaft schnell mit einem Kaiserschnitt zu beenden.

Bei vielen Schwangeren entwickelt sich erst während der zweiten Hälfte der Schwangerschaft ein Bluthochdruck. Meist sind davon Frauen betroffen, die noch nie zuvor Blutdruckprobleme hatten.

Einstellung des Blutdrucks

Hilfe per Infusion

Blutdruckprobleme

34

Proteinurie und Ödeme

Sehr oft sind diese erhöhten Blutdruckwerte mit einer Eiweißausscheidung über den in den Nieren produzierten Urin kombiniert (Proteinurie). Dies kann der Gynäkologe mit einer einfachen Untersuchung des Urins, die zu den üblichen Routineuntersuchungen während der Schwangerschaft gehört, feststellen. Auch diese Ergebnisse werden regelmäßig im Mutterpass dokumentiert. Frauen mit erhöhtem Blutdruck neigen stärker zu einer Wassereinlagerung (Ödembildung) im Gewebe als Schwangere mit normalen Werten.

Eiweißausscheidung

Wassereinlagerung

Oft reicht eine medikamentöse Behandlung

Diese Blutdruckerhöhung in der Schwangerschaft bei Frauen, die vorher nie davon betroffen waren, nennt man Gestose oder Präeklampsie. In den meisten Fällen ist die Präeklampsie medikamentös gut behandelbar. Manchmal muss jedoch trotz der Gabe von entsprechenden Medikamenten die Schwangerschaft wegen einer zu starken Blutdruckerhöhung früher beendet werden als ursprünglich geplant. Zunächst versuchen die Ärzte, die Geburt durch eine medikamentöse Einleitung der Wehen zu beschleunigen. Stellt sich aber heraus, dass die Gefahr für die Mutter dabei zu groß wird, muss ein Kaiserschnitt durchgeführt werden.

▪ Präeklampsie

Bei der Präeklampsie handelt es sich um eine Schwangerschaftserkrankung, die sich durch Blutdruckerhöhung (Hypertonie), verbunden mit einer Ausscheidung von Eiweiß im Urin (Proteinurie) und mit einer Ödembildung (Wassereinlagerung im Gewebe) äußert. Eine Erhöhung des Blutdrucks ist bei ungefähr zehn Prozent aller Schwangeren festzustellen. Als problematisch werden Blutdruckwerte angesehen, die über eine längere Zeit hinweg Werte von 140/90 mmHg überschreiten.

Schwangerschaftserkrankung

Man unterscheidet beim Blutdruck zwei Werte: Den systolischen (oberen) und den diastolischen (unteren) Blutdruckwert. Der obere Blutdruckwert ist der Druck, den das Herz aufbringen muss, um Blut aus den Herzkammern in den Körperkreislauf zu pressen. Der untere

Systolisch und diastolisch

Blutdruckwert entspricht dem Druck, der im Körperkreislauf herrscht, während sich das Herz mit Blut füllt. Er ist ein Maß für die Dauerbelastung des Kreislaufsystems. Entsprechend wird der Blutdruck mit zwei Zahlen angegeben, beispielsweise »110 zu 80« oder geschrieben 110/80. Traditionell wird der Blutdruck in Millimetern Quecksilbersäule oder mmHg (Hg ist das chemische Zeichen für Quecksilber) angegeben. Den kritischen Wert stellt bei der Einschätzung der Präeklampsie der zweite, also der diastolische Wert dar.

Vorsorgeuntersuchungen sind die beste Vorbeugung

Zurzeit gibt es noch keine effektiven vorbeugenden Maßnahmen, die das Auftreten einer Präeklampsie verhindern könnten. Darum sind die routinemäßigen Vorsorgeuntersuchungen beim Gynäkologen mit Blutdruckkontrollen sowie Urinuntersuchungen so wichtig. Sie sollten sich vor dem geplanten Termin in der Klinik einfinden, wenn Sie folgende Symptome bei sich feststellen:

Vorsorgeuntersuchungen

Hinweis

Bei diesen Symptomen unbedingt zum Arzt

- Der Blutdruck liegt trotz Therapie ständig bei oder über 140/90 mmHg.
- Sie leiden unter Sehstörungen und Kopfschmerzen.
- Oberbauchschmerzen und Übelkeit mit Erbrechen treten plötzlich auf.
- Ihr Gewicht ist deutlich gestiegen, weil sich Ödeme gebildet haben.
- Die Bewegungen des Kindes werden schwächer.

Sehstörungen

Bei der Schwangeren wird zu niedriger Blutdruck festgestellt

Es ist ganz normal, dass der Blutdruck während einer Schwangerschaft niedriger ist als gewöhnlich. Verantwortlich dafür sind eine Vielzahl von Vorgängen wie Hormonumstellungen, die auf drastische Weise in das menschliche Kreislaufsystem eingreifen. Die Natur hat mit diesen komplexen Vorgängen dafür gesorgt, dass auch bei einem niedrigen Blutdruck das Kind immer ausreichend versorgt wird. Noch einmal sei betont, dass zu hoher Blutdruck in der Schwangerschaft wesentlich gefährlicher ist. Während bei erhöhtem Blutdruck meist keine spürbaren Symptome auftreten, sind Beschwerden wie Schwindel, Müdigkeit oder Ähnliches bei niedrigem Blutdruck meist stärker ausgeprägt. Verständlicherweise möchten die betroffenen Frauen, dass diese gelindert werden. Dennoch ist zu niedriger Blutdruck keinesfalls ein Grund dafür, einen Kaiserschnitt durchzuführen.

Hormonumstellungen

Tipps

Was tun bei Symptomen, die durch zu niedrigen Blutdruck ausgelöst wurden?

Gegen Schwindel und Müdigkeit bei zu niedrigem Blutdruck helfen meist ganz einfache Maßnahmen am besten:

Einfache Maßnahmen

- Stehen Sie nicht zu schnell aus dem Liegen oder Sitzen heraus auf.
- Treiben Sie leichte kreislaufanregende Gymnastik oder leichten Sport.
- Bewegen Sie sich viel in der frischen Luft.
- Baden oder duschen Sie nicht zu warm.
- Brausen Sie sich mit kühlem Wasser ab.
- Sorgen Sie dafür, dass Sie ausreichend Schlaf bekommen.
- Trinken Sie ausreichend. Zwei bis drei Liter über den Tag verteilt sind das Minimum.
- Vermeiden Sie den Konsum von Nikotin und Alkohol.
- Nehmen Sie nie eigenmächtig irgendwelche Medikamente ein.

Nikotin und Alkohol

Nur wenn die Erkrankungen einzelner Organe oder auch Organsysteme bei einer normalen Geburt zu einer lebensbedrohlichen oder krankheitsbeschleunigenden Situation von Mutter oder Kind führen, ist die Durchführung eines Kaiserschnitts nötig.

Bei der Schwangeren liegen Erkrankungen des Genitaltrakts vor

Fehlbildungen

Fehlbildungen der Gebärmutter, des Cervixhalses oder auch Muskelknoten in der Gebärmutter (Myome) können aus mechanischen Gründen eine normale Geburt verhindern. Doch in den allermeisten Fällen sind derartige Veränderungen während der Schwangerenvorsorge durch eine Tast- oder eine Ultraschalluntersuchung feststellbar. Ob diese allerdings tatsächlich Hindernisse für eine normale Geburt darstellen, kann meistens nicht erkannt werden. Trotzdem sind derartige Befunde für die Geburtshelfer sehr wichtig, um bei einem drohenden Geburtsstillstand schnell und richtig entscheiden zu können.

Placenta Praevia

Fehllage des Mutterkuchens

Mit Placenta Praevia wird eine sehr ernst zu nehmende Fehllage des Mutterkuchens innerhalb der Gebärmutter bezeichnet. Normalerweise liegt der Mutterkuchen seitlich an der Gebärmutter an und versorgt über die Nabelschnur das Kind. Bei der Placenta Praevia hingegen versperrt der Mutterkuchen entweder ganz oder teilweise den Muttermund und damit auch den Geburtskanal. Glücklicherweise kommt so etwas nur bei weniger als einem Prozent aller Schwangerschaften vor. Bei einigen bestimmten Lokalisationen der Plazenta kann durchaus eine vaginale Geburt erwogen werden. Eine gute Geburtsvorbereitung und ein in Bereitschaft stehendes OP-Team für einen Kaiserschnitt sollten aber auf jeden Fall gegeben sein. Wenn die Plazenta den Muttermund jedoch völlig verschließt, ist ein Kaiserschnitt unbedingt nötig. Sollte bei Ihnen eine Placenta Praevia festgestellt worden sein, dann sollten Sie beim Auftreten

Plötzliche Blutungen

von plötzlichen Blutungen sofort die Klink aufsuchen.

3. Kaiserschnitt – welche Arten und Methoden gibt es?

Primäre und sekundäre Sektio

Der primäre Kaiserschnitt (primäre sectio caesarea) wird vor dem Einsetzen der Wehen oder dem Eintreten eines Blasensprungs geplant und durchgeführt. Im Gegensatz dazu ergibt sich der sekundäre Kaiserschnitt (sekundäre sectio caesarea) während des Geburtsvorgangs. Dann hat sich die Fruchtblase schon eröffnet oder es ist bereits so starke Wehentätigkeit aufgetreten, dass der Muttermund zumindest teilweise geöffnet ist.

Zwischen diesen beiden Formen besteht ein ganz erheblicher Unterschied. Aus vielen Untersuchungen geht eindeutig hervor, dass die Komplikationsrate beim primären Kaiserschnitt deutlich geringer ist. Deswegen sollte der Termin für diese Operation möglichst noch vor dem Einsetzen der Wehen beziehungsweise dem Blasensprung geplant werden. Diese Entscheidung ist aber nicht immer ganz einfach. Gegen einen sehr frühen Kaiserschnitt spricht, dass die Reife des Kindes eventuell noch nicht ihr Optimum erreicht hat und damit künstlich eine Frühgeburt herbeigeführt wird. Andererseits kann ein verspäteter Kaiserschnitt unter Umständen eine Gefährdung von Mutter und Kind beispielsweise bei einer Präeklampsie bedeuten. Es gilt also durch genaues Abwägen der Vor- und Nachteile den optimalen Zeitpunkt der Operation zu bestimmen.

Erheblicher Unterschied

Der herkömmliche Kaiserschnitt

Bei der herkömmlichen Kaiserschnittoperation wird die Bauchhaut in Höhe der Schamhaargrenze mit einem etwa zwölf bis 14 Zentimeter langen Schnitt eröffnet. Die Schnittführung erfolgt parallel zur Schamhaargrenze. Anschließend werden die darunter liegenden Schichten wie Unterhautfettgewebe und Bindegewebe quer eröffnet. Meist treten hierbei nur geringfü-

Schnittführung

Bauchmuskulatur

gige Blutungen auf, die sofort mit dem so genannten Elektrokauter, also mit einer Pinzette, die durch Strom erhitzt wird,
gestillt werden können. Anschließend werden die Bauchmuskulatur in der Mitte längs in Richtung der Fasern sowie das darunter liegende Bauchfell ebenfalls eröffnet. Auf diese Weise
kann die Operateurin/der Operateur den Bauchraum erreichen.

Die Gebärmutter liegt frei

U-Form

Der Blick ist frei auf die große Gebärmutter, die sich deutlich
nach vorne wölbt. Das innere Bauchfell und die Gebärmutter
werden nun vorsichtig eröffnet und ein wenig nach unten ver-
schoben, damit die Harnblase geschützt ist. Die etwa zwei Zentimeter breite Öffnung der Gebärmutter wird mit den Fingern
zu den Seiten hin erweitert, bis sie eine U-Form aufweist. Hier
passen der kindliche Kopf und der Körper hindurch. Danach
wird die Fruchtblase ebenfalls eröffnet und das Fruchtwasser
sprudelt heraus. Der Operateur legt seine Hand leicht um den
kindlichen Kopf und führt diesen durch die Öffnung der Gebärmutter hinaus, der Körper folgt sofort nach.

Der erste Kontakt mit dem Baby

Erster Kontakt

Anschließend legt der Arzt das Kind kurz auf den Bauch der
Mutter, bevor die Atemwege des Kindes durch Absaugen freige-
macht werden. Vermutlich wird die Mutter jetzt den ersten,
meist noch etwas gurgelnden Schrei ihres Kindes hören. Nun
muss noch die Nabelschnur durchtrennt werden. Hierzu werden zwei Klemmen an ihr befestigt, zwischen denen sie dann
durchgeschnitten wird. Das Kind ist geboren und wird der Hebamme zur weiteren Versorgung übergeben. Bei einer lokalen
Betäubungsform (Periduralanästhesie) hat die Mutter jetzt den
ersten Kontakt mit dem Kind aufgenommen. Danach muss es
zur ersten Untersuchung durch den Kinderarzt aus dem Operationssaal gebracht werden. Anschließend erfolgt die Herauslö-
sung des Mutterkuchens. Hier wird mit der Handkante der
Mutterkuchen von der Innenwand der Gebärmutter abgelöst
und dabei komplett entfernt. Dann wird überprüft, ob keine
Reste der Plazenta in der Gebärmutterhöhle verblieben sind,

indem der Operateur mit der Hand nochmals in die Gebärmutterhöhle eingeht.

Schritt für Schritt: der Wundverschluss

Die Gebärmutter wird wieder zugenäht und danach kontrolliert, ob auch keine Blutungen an der Naht bestehen. Der Arzt vernäht das innere Bauchfell über der Gebärmutter wieder und reinigt den Bauchraum von Blut. Bei dieser Gelegenheit kann er sich die anderen Bauchorgane, insbesondere den Blinddarm, die Eierstöcke und die Eileiter, genau ansehen. Stellt er dabei Besonderheiten fest, kann er sofort Gewebeproben zur weiteren mikroskopischen Untersuchung entnehmen oder die Notwendigkeit einer weiteren Operation im Operationsprotokoll festhalten. Die Gebärmutter und die inneren Geschlechtsorgane sind kurz nach der Entbindung noch maximal mit Blut gefüllt. Deswegen besteht auch zu diesem Zeitpunkt noch die Gefahr, dass Komplikationen auftreten. Wenn irgend möglich, sollte der Eingriff deswegen bis auf »Kleinigkeiten« nicht erweitert werden.

Andere Bauchorgane

Nachdem der Arzt sich den Bauchraum genau angesehen hat, verschließt er das äußere Bauchfell und die Muskulatur ebenfalls mit Nähten. Bei jedem Schritt sucht er gezielt nach eventuellen Blutungsquellen, um sie sofort durch Nähte oder den Elektrokauter zu schließen. Nach Verschluss der Muskulatur muss noch das große Bindegewebe, das Unterhautfettgewebe und die Bauchhaut entweder mit einer Naht oder mit Klammern verschlossen werden. Nach der abschließenden Hautdesinfektion werden auf die Operationswunde ein Wundverband oder Wundstrips aufgebracht. Der Eingriff selbst dauert ungefähr 20 bis 30 Minuten. Nicht eingerechnet ist hierbei die Zeit für die Narkoseeinleitung und die Umlagerung der Patientin. Die Frau und ihr Partner müssen daher mit einer Gesamtaufenthaltsdauer von gut einer Stunde im OP rechnen.

Operationswunde

Die Misgav-Ladach-Methode

Standardoperation

Die Technik des Kaiserschnitts war über Jahrzehnte eine im Großen und Ganzen gleich bleibende Standardoperation. Weltweit gab es nur sehr geringe Unterschiede. Im Jahr 1994 stellte schließlich Dr. Michael Stark eine im Wesentlichen veränderte Operationsmethode vor. Diese Methode wurde von ihm im Krankenhaus Misgav-Ladach in Jerusalem entwickelt, daher also ihr Name.

Dabei werden die äußeren Schichten wie die Haut, das Unterhautfettgewebe, das Bindegewebe, die Muskulatur sowie das Bauchfell nur sehr zurückhaltend mit dem Skalpell eröffnet. Die nachfolgende Erweiterung des Operationsfeldes erfolgt dann nicht mehr durch einen Schnitt, sondern stumpf. Dies bedeutet, dass der Operateur das Gewebe nur noch leicht einschneidet und das weitere Öffnen mit den Fingern vornimmt. Die Gewebeschichten werden also nur sehr wenig verletzt, denn die eigentliche Öffnung geschieht durch Aufdehnen.

Aufdehnen

Operation in Einklang mit der Anatomie

Dadurch öffnet sich das Gewebe vorzugsweise an den Stellen, die den geringsten Widerstand bieten. Die Struktur des Gewebes wird somit geschont, größere Blutgefäße werden nur selten verletzt. Dies ist die eigentliche Philosophie, die hinter dieser Methode steckt: Beim Eingriff wird in Einklang mit den anatomischen Gegebenheiten gearbeitet und nicht – wie bei den konventionellen Methoden – gegen sie.

Geringe Schädigung

Beim Verschluss des Wundbereichs werden lediglich die Gebärmutter selbst und die Faszie (eine starke Bindegewebsschicht) wieder vernäht. Das Bauchfell kann wegen der geringen Schädigung selbstständig zusammenwachsen.

Diese ersten Veränderungen hatten zwar eine deutliche Verkürzung der Operationsdauer zur Folge, das kosmetische Ergebnis war aber eher ungünstig. Denn der Einstieg in den Bauchraum lag bei dem Bauchschnitt deutlich oberhalb der Schamhaargrenze, sodass eine auch über Slip oder Bikini-Unterteil deutlich sichtbare Narbe verblieb.

In den letzten Jahren hat sich die mittlerweile so genannte Misgav-Ladach-Sektio erneut verändert. Der Hautschnitt wurde, wie bei dem herkömmlichen Operationsverfahren, wieder in den Bereich der Schamhaargrenze gelegt und die Haut anstatt mit Einzelknopfnähten mit einer fortlaufenden Naht vernäht. So verbindet die Methode Misgav-Ladach den Vorteil einer gewebeschonenden Operation mit einem kosmetisch anspruchsvollen Hautabschluss.

Fortlaufende Naht

Misgav-Ladach: der sanfte Kaiserschnitt?

Von einem sanften Kaiserschnitt zu sprechen führt aber sicherlich zu weit. Eine Schmerzausschaltung muss genauso wie bei der herkömmlichen Kaiserschnittoperation gewährleistet sein und es werden ebenso Gewebestrukturen eröffnet wie bei der herkömmlichen Sektio.

Jedoch ist es nach vielen weltweit durchgeführten Misgav-Ladach-Kaiserschnitten offensichtlich, dass die Phase nach der Operation für die Frauen wesentlich angenehmer verläuft als bei einem herkömmlichen Kaiserschnitt. Frauen nach einem Misgav-Ladach-Eingriff sind deutlich eher schmerzfrei und damit schneller wieder mobil. So können sie sich wesentlich eher um ihr Kind kümmern, als es nach einer konventionellen Sektio der Fall ist. Diese Vorteile ergeben sich vor allem aus der stumpfen Eröffnungsmethode, bei der wesentlich geringere Gewebeschädigungen verursacht werden.

Phase nach der Operation

Ein anderer Grund für den beschleunigten Heilungsverlauf scheint aber auch die verkürzte Operationsdauer zu sein. Denn dabei benötigt man natürlich auch wesentlich weniger Narkosemittel, wodurch zusätzlich die allgemeine Kreislaufbelastung verringert und das Wohlbefinden nach der Operation deutlich gesteigert wird. Je kürzer die Operationsdauer, umso geringer ist auch das Anästhesierisiko.

Weniger Narkosemittel

▶ Vorteile der Operation nach Misgav-Ladach

• Die Operationszeit wird verkürzt.
• Bereits wenige Stunden nach Ende der Operation dürfen Sie aufstehen.

- Sie werden durch keinerlei Drainagen behindert.
- Die Nahrungsaufnahme ist wesentlich früher möglich als bei der konventionellen Methode.
- Sie können und dürfen sich früher um Ihr Kind kümmern.

Vollwertige Alternative

Nachdem sich die Methode nach Misgav-Ladach seit 1994 langsam, aber sicher als vollwertige Alternative zur herkömmlichen Operation entwickelt hat, ist heute bereits festzustellen, dass diese neue Art der Kaiserschnittoperation nur Vorteile bringt. Fragen Sie deshalb schon bei der Auswahl der Klinik nach, mit welcher Methode ein unter Umständen nötiger Kaiserschnitt durchgeführt wird. Das Einholen einer zweiten Meinung bei Ablehnung der Misgav-Ladach-Methode ist in jedem Fall anzuraten.

Wunschsektio

Besteht der Wunsch nach einem Kaiserschnitt, spricht man von einer »Wunschsektio«. Dieser Begriff beschreibt keine neue Operationsmethode, sondern lediglich den Wunsch einer schwangeren Frau nach einer Kaiserschnittentbindung. Ob und wann ein Arzt diesem Wunsch entsprechen sollte, wird gegenwärtig in der medizinischen Fachpresse sehr heftig diskutiert.

Heftige Diskussion

Ein nicht zu unterschätzender Faktor für die momentan scheinbar sehr hohe gesellschaftliche Akzeptanz des Kaiserschnitts ist der Umstand, dass in letzter Zeit einige prominente Frauen ihre Kinder per Kaiserschnitt zur Welt gebracht haben. So äußern immer mehr Frauen den Wunsch, dass auch ihr Kind auf diese Weise zur Welt kommt. Das Risiko eines primären Kaiserschnitts gegenüber einer vaginalen Geburt ist zwar erhöht, aber in der Relation dennoch äußerst gering. Ob die Anzahl von Wunschsektios in den nächsten Jahren weiter ansteigen wird, ist derzeit in der Fachwelt äußerst umstritten.

Weiterer Anstieg?

Weshalb ein Kaiserschnitt auf Wunsch?

Warum sich gerade in letzter Zeit immer mehr Schwangere einen Kaiserschnitt wünschen, ist und bleibt wohl ein Rätsel.

Scheinbar sind die Methode nach Misgav-Ladach, die sehr oft auch als »sanfter Kaiserschnitt« bezeichnet wird, und die immer ausgefeilteren Verfahren der Teilnarkose zumindest teilweise für diese Entwicklung verantwortlich. Bei der Entscheidung für eine Wunschsektio spielen jedoch auch ganz andere, handfeste Umstände eine Rolle: Wenn die Mutter beispielsweise schon einmal eine kompliziert verlaufene vaginale Geburt erlebt hat, könnte dies sicherlich ein Grund sein, den Wunschkaiserschnitt zu akzeptieren. Auch die deutlich geäußerte Meinung, die Geburt genau planen und damit so sicher wie möglich gestalten zu wollen, ist sicherlich ein ernst zu nehmendes Kriterium. Wenn unüberwindbare Ängste einer normalen Geburt entgegenstehen, kann es durchaus sinnvoll sein, einen Kaiserschnitt durchzuführen, auch wenn er vom rein physiologisch orientierten Standpunkt nicht indiziert ist.

Wunschsektio

Prinzipiell sollten die Wünsche der Mütter das Hauptkriterium bei der Entscheidungsfindung sein, zumindest wenn keine medizinischen oder ethischen Bedenken dem widersprechen.

Wünsche der Mütter

Ethische Einwände

Vom medizinischen Standpunkt aus gibt es zwar so gut wie keine absolute Kontraindikationen für einen Kaiserschnitt, dafür bestehen aber in manchen Fällen ethische Einwände. So wurde kurz vor der Jahrtausendwende im Wettlauf um das Milleniumbaby von mehreren Elternpaaren der Wunsch an Gynäkologen herangetragen, dass Baby bitte schön doch pünktlich um Mitternacht per Kaiserschnitt zu entbinden. Glücklicherweise wurden diese Wünsche durch die Ärztekammer abgeschmettert. Und aus der esoterisch orientierten Ecke unserer Gesellschaft kommen immer wieder Empfehlungen für werdende Eltern, ihr Kind doch per Wunschsektio entbinden zu lassen, wenn gerade eine besonders günstige astrologische Situation für das Kind gegeben ist. Scheinbar gibt es tatsächlich Mediziner, die derartigen Wünschen entsprechen. Der finanzielle Gedanke steht bei diesen Entscheidungen sicherlich nicht gerade an letzter Stelle. Ein Kaiserschnitt ist eben mit wesentlich weniger Personalaufwand durchführbar als eine über mehrere Stunden andauernde Geburt.

Finanzieller Gedanke

Ängste

Fazit: Eine werdende Mutter, die sich aus guten Gründen für einen Kaiserschnitt entscheidet, handelt sicherlich nicht verantwortungslos. Tief sitzende Ängste vor der Geburt sind auf alle Fälle ein Kriterium für eine Wunschsektio. Entscheidungen, die auf der Grundlage gerade herrschender Trends oder sonstiger obskurer Gründe getroffen werden, sind allerdings mehr als fragwürdig.

Mehrfach-Kaiserschnitt/Re-Sektio

Wenn eine Frau schon einmal einen Kaiserschnitt hatte, wieder schwanger geworden ist und erneut einen Kaiserschnitt bekommt, so nennt man diesen »Re-Sektio«. Kommt ihr drittes Kind ebenfalls per Kaiserschnitt auf die Welt, so wird dieser als »Re-Re-Sektio« bezeichnet. Doch nicht bei allen Frauen, die bereits einen Kaiserschnitt hinter sich haben, ist diese Art der Geburt bei der nachfolgenden Schwangerschaft nötig. Bei einer erneuten Schwangerschaft sollten die gleichen Überlegungen hinsichtlich der Risiken und Komplikationsmöglichkeiten angestellt werden wie bei der ersten Geburt.

Gleiche Überlegungen

Nach mehreren Kaiserschnitten

Nach dem zweiten oder dritten Kaiserschnitt sollte jedoch die Entscheidung zur primären wiederholten Sektio sehr großzügig gehandhabt werden, denn die Gefahr, dass eine alte Kaiserschnittnarbe im Bereich der Gebärmutterwand während der Geburtswehen reißt, erhöht sich nach jeder Sektio deutlich. Hat eine Frau einen Kaiserschnitt durchgemacht, ist die Gefahr noch sehr gering. Sie steigt allerdings nach zwei oder mehreren Kaiserschnitten erheblich. Hat eine Frau bereits drei oder vier Kaiserschnitte hinter sich gebracht, sollte sie unbedingt mit einem Arzt sprechen, wenn sie weitere Kinder möchte. Denn nach mehreren Kaiserschnitten steigt die Gefährdung für die Gesundheit der Mutter und des Kindes bei jeder weiteren Schwangerschaft deutlich an.

Gefährdung steigt

Sterilisation während eines Kaiserschnitts

Wenn Sie und Ihr Partner sich sicher sind, dass Sie sich Ihren Kinderwunsch erfüllt haben, kann im Zusammenhang mit einer Kaiserschnittoperation eine Sterilisation der Frau durchgeführt werden. Sehr viel einfacher und komplikationsärmer ist – und das sei hier nachdrücklich betont – die Sterilisation des Mannes. Diese kann unter örtlicher Betäubung durchgeführt werden und stellt im Gegensatz zur Sterilisation der Frau keinen Eingriff in den Bauchraum dar. Eine Sterilisation im Zusammenhang mit einem Kaiserschnitt bedarf allerdings reiflicher Überlegung. Denn dieser Eingriff ist irreversibel, das bedeutet, die Sterilisation ist nicht mehr rückgängig zu machen.

Sterilisation des Mannes

An der geburtsmedizinischen Einrichtung der Charité zum Beispiel wird allen Frauen, die eine Sterilisation wünschen, vor dem Eingriff ein Gesprächstermin bei einer psychosomatisch ausgebildeten Ärztin vermittelt. Dabei sollte, wenn es irgend möglich ist, auch der Partner anwesend sein. Ein solches Gespräch soll dazu beitragen, diese nicht mehr rückgängig zu machende Entscheidung, die eventuell übereilt getroffen wurde, sowie ihre Konsequenzen noch einmal genau zu überdenken. Rein technisch gesehen ist die Erweiterung des Kaiserschnitts um eine Sterilisation nicht schwierig. Die Operation dauert lediglich ungefähr zehn Minuten länger.

Gesprächstermin

Welche Komplikationen können bei einem Kaiserschnitt auftreten?

Prinzipiell bestehen bei jeder Operation gewisse Risiken und Komplikationsmöglichkeiten. Die Schwangere beziehungsweise das zukünftige Elternpaar muss auf die möglichen Risiken der Kaiserschnittgeburt aufmerksam gemacht werden. Ausnahmen von dieser Regel können nur solche Situationen sein, in denen das Leben von Mutter und Kind so stark gefährdet ist, dass durch den Zeitverlust, den eine Aufklärung bedeuten würde, eine lebensbedrohliche Verzögerung eintreten könnte. Im folgenden Kapitel wird auf alles, was Sie in Bezug auf die Operation wissen sollten, näher eingegangen.

Zeitverlust

Als Komplikationen können bei jeder Kaiserschnittoperation Blutungen, Entzündungen (Infektionen) oder die Bildung eines Blutgerinnsels im Körper auftreten. Das sind allerdings Risiken, die bei jeder Operation bestehen.

Spezielle Risiken bei einem Kaiserschnitt

Nachbarorgane

Speziell bei einer Sektio können zusätzlich die Nachbarorgane verletzt werden. Vor allem die Harnblase, der Darm, Blutgefäße oder Nervenstränge sind gefährdet. In sehr seltenen Fällen ist es sogar notwendig, die Gebärmutter selbst zu entfernen. Dies kommt glücklicherweise heutzutage aber kaum noch vor. Eine Hysterektomie kann beispielsweise durch eine lebensbedrohliche, während der Operation nicht mehr beherrschbare Blutung der Gebärmutter begründet sein. Aber auch wenn sich nach der Entbindung des Kindes die Plazenta nicht von der Gebärmutterwand lösen lässt oder sich die Muskulatur der Gebärmutter nicht mehr zusammenzieht, kann im ungünstigsten Fall eine Hysterektomie notwendig werden. Zum Glück sind diese Komplikationen alle recht selten, sie machen aber der werdenden Mutter während des Aufklärungsgesprächs verständlicherweise Angst. Trotzdem ist es notwendig und wichtig, die Frauen über diese Risiken aufzuklären. Sie als Schwangere müssen wissen, welches auch noch so geringe Risiko Sie mit der Zustimmung zur Kaiserschnittoperation auf sich nehmen. Lassen Sie sich daher nicht verunsichern, sondern aufklären: Die meisten Komplikationen, die während einer Kaiserschnittoperation auftreten können, sind sehr gut und einfach beherrschbar.

Risikoaufklärung

48

4. Die Vorbereitung auf den Kaiserschnitt

Wie schon erwähnt, ist es sehr wichtig zu unterscheiden, ob ein Kaiserschnitt vor Beginn der Geburt geplant und festgelegt oder ob im Verlauf einer Geburt die Entscheidung zu einem Kaiserschnitt gefällt wird. Ein primärer Kaiserschnitt kann natürlich viel genauer geplant werden als eine sekundäre Sektio. Außerdem bleibt für die Schwangere ausreichend Zeit, um sich auf verschiedene Art und Weise auf den Kaiserschnitt vorzubereiten. Dennoch ist es für jede Mutter eine aufregende und zum Teil auch Angst erregende Situation, wenn sie erfährt, dass ihr Kind per Kaiserschnitt geboren werden soll. Diese Stress- oder Angstreaktion ist sehr verständlich: Es geht hier schließlich um das Wohlergehen des Kindes und um die eigene Gesundheit.

Stress- oder Angstreaktion

Auf eine solche Stress- oder Angstreaktion sollten die Aufklärenden, in den meisten Fällen sind es die Ärzte, vorbereitet sein. Daher sollten sie sich selbst und der werdenden Mutter genügend Zeit für ein Aufklärungsgespräch gönnen, um Ängste der Schwangeren bereits während der Aufklärung abzubauen. Je früher ein solches Gespräch erfolgt, desto besser kann die Flut der Informationen verarbeitet werden.

Flut der Informationen

Aufklärung so früh wie möglich

Übrigens ist eine frühe Aufklärung auch aus juristischen Gründen nötig. Wenn möglich, sollte bei einem geplanten Kaiserschnitt das Aufklärungsgespräch nicht später als einen Tag vor der geplanten Operation stattfinden. Allerdings ist es viel besser, wenn zwischen dem festgelegten Operationstermin und der Aufklärung zur Operation mehrere Tage liegen. Denn es ist für alle Beteiligten sehr hilfreich, wenn sich die werdenden Eltern noch einmal untereinander besprechen können. Sehr oft tauchen im Nachhinein noch Fragen oder Unklarheiten auf, die ein weiteres ärztliches Informationsgespräch mit dem Partner erfordern. Wenn Sie sich auf ein solches Zweitgespräch vorbe-

Fragen und Unklarheiten

Stichworzettel

reiten wollen, notieren Sie sich die noch offenen Fragen auf einem Stichwortzettel. So können Sie keine Ihrer Fragen im Gespräch vergessen.

Je eher die Entscheidung zum Kaiserschnitt getroffen wird, desto mehr Zeit bleibt Ihnen, um sich mit der betreuenden Hebamme in Verbindung zu setzen oder auch rechtzeitig die Entbindungsklinik aufzusuchen, damit Sie sich einen Eindruck von den dortigen Operationsgegebenheiten machen können. Falls Sie schon Kontakt zu einer Hebamme aufgenommen haben, dann sollten Sie auch sie umgehend über die Entscheidung für eine Kaiserschnittgeburt informieren. In den meisten Fällen trifft sich dann die Hebamme mit der Schwangeren, um die neue Situation ausführlich zu besprechen.

Wie bereite ich mich auf den Kaiserschnitt vor?

Die Entscheidung für einen Kaiserschnitt ist gefallen und Sie haben in die Operation eingewilligt. Nun befinden Sie sich in der Phase nach der Entscheidung und vor dem Kaiserschnitt selbst. Diese Zeitspanne kann von unterschiedlicher Dauer sein. Während einige Frauen schon Wochen oder sogar Monate vor dem Eingriff Bescheid wissen, erfahren andere nur wenige Tage oder Stunden vorher von dessen Notwendigkeit. Nun machen Sie sich sicher Gedanken über viele Dinge. Selbstverständlich wird die Aufregung auch nach einer optimalen Aufklärung weiterhin sehr groß sein. Doch solange sich die Aufregung nicht in Angst wandelt, ist dies ganz normal und auch gut so. Die Aufregung vor einer Operation hilft Ihnen bei der emotionalen Auseinandersetzung mit dem spannenden Ereignis »Geburt per Kaiserschnitt«.

Große Aufregung

Der werdende Vater, die Familie und der Freundeskreis

Wichtigster Bezugspunkt

In dieser Zeit stellt vermutlich vor allem der werdende Vater den wichtigsten Bezugspunkt dar. Sie erwarten von ihm einerseits Halt und Rückendeckung und wünschen sich, dass er Ihre

Aufregung und Sorgen versteht und diese weitgehend nehmen kann. Andererseits ist sicherlich auch Ihr Partner emotional aufgewühlt und angespannt. Schließlich geht es ja nun um seine Frau beziehungsweise seine Partnerin und das gemeinsame noch ungeborene Kind. Diese emotionale Anspannung des Partners wird sehr häufig unterschätzt.

Emotionale Anspannung

Natürlich werden Sie auch das weitere familiäre Umfeld und den engsten Freundeskreis über die anstehende Operation informieren. Gegen diese Zuwendung durch andere ist überhaupt nichts einzuwenden. Schwierig wird es nur dann, wenn Ihnen von den unterschiedlichsten Erfahrungen erzählt wird und dies zu einer weiteren Verunsicherung führt. In einer solchen Situation eignet sich vor allem die Hebamme als kompetenter Gesprächspartner.

Verunsicherung

Die Beratung durch die Hebamme vor einem Kaiserschnitt wird von den gesetzlichen und privaten Krankenkassen problemlos übernommen. Die Hebamme kann Ihnen den genauen Ablauf einer Operation in der Klinik schildern und Sie durch die schwierige Zeit vor der Operation begleiten.

Papierkram und andere wichtige Vorbereitungen

Neben den emotionalen und persönlichen Belangen sind vor der Operation noch rein organisatorische Dinge zu klären und einige Papiere zu besorgen:

Organisatorische Dinge

▶ **Was Sie vor der Operation klären sollten**

- Einweisung des Arztes
- Kostenübernahmeerklärung der Krankenkasse
- Versorgung durch eine private Krankenkasse
- Aufsuchen der Klinik
- Urlaub des Ehemanns/Partners beantragen
- Gegebenenfalls Babysitter organisieren
- Gegebenenfalls Haushaltshilfe beantragen
- Belastungen für die erste Zeit nach der Operation fern halten

Nach der Entscheidung zum Kaiserschnitt wird in den meisten Fällen eine Krankenhauseinweisung durch den behandelnden Arzt ausgestellt. Mit dieser Einweisung, in Insiderkreisen »roter

Zettel« genannt, fordern Sie bei der zuständigen Krankenkasse die Kostenübernahmeerklärung an. So vergewissern Sie sich, dass die Krankenkasse die Kosten für die Operation übernimmt. Bei privat versicherten Patientinnen entfällt dieser Schritt, meistens bekommen sie auch keinen Einweisungsschein. Wenn Sie privat versichert sind, sollten Sie sich dennoch rechtzeitig nochmals mit Ihrer Versicherung auseinander setzen und abklären, welche Wahlleistungen wie Ein- oder Zweibettzimmer oder wahlärztliche Leistungen (Behandlung durch den Chefarzt oder Vertreter) abgedeckt sind.

Wahlleistungen

Tipps

Auswahl der Klinik

- Ist die Klinik gut erreichbar?
  Gerade wenn es trotz aller Vorbereitungsmaßnahmen schnell gehen muss, ist es ein unschätzbarer Vorteil, wenn Sie nur eine sehr kurze Wegstrecke zurücklegen müssen, um zur Klinik zu gelangen.
- Wie viele Kreißsäle und Operationsräume sind in der Klinik vorhanden?
  Denken Sie daran: Sie sind nicht die einzige Schwangere! Informieren Sie sich daher vorab, wie die Klinik ausgestattet ist.
- Wie ist die Versorgung durch die Hebamme geregelt?
- Für wie viele Schwangere ist eine Hebamme durchschnittlich zuständig?
- Ist immer ein Facharzt im Haus?
  In Kliniken mit Belegarztsystem können in Notfallsituationen unnötige Verzögerungen auftreten.
- Ist immer eine Anästhesist im Haus?
  Auch wenn der OP-Termin feststeht, wird sich Ihr Kind vielleicht nicht unbedingt daran halten wollen. Daher sollte in der Klinik ein sofortiger Eingriff möglich sein.
- Gibt es eine Neugeborenen-Intensivabteilung im Haus?
  Sehr wichtig, wenn der Verdacht auf eine zu frühe Geburt besteht oder wenn gesundheitliche Probleme beim Kind zu erwarten sind.

Versorgung durch die Hebamme

Neugeborenen-Intensivabteilung

- Ist immer ein Kinderarzt im Haus?
  Bei zu erwartenden Frühgeburten und Verdacht auf gesundheitliche Probleme des Kindes geradezu ein Muss.
- Bietet die Klinik Rooming-In an?
- Wie ist die Versorgung des Neugeborenen geregelt, wenn es Ihnen kurz nach der Operation noch nicht so gut geht?
- Welche Besuchszeiten gibt die Klinik vor?
- Bietet die Klinik Informationsabende an?
- Dürfen Sie vor dem Geburtstermin die Räumlichkeiten besichtigen?
- Darf der werdende Vater mit in den Operationssaal?
- Wie sieht die Unterbringung auf der Wöchnerinnenstation aus? Gibt es dort Einbett-, Zweibett- oder gar Dreibettzimmer?
- Wie weit ist die Neugeborenenstation von der Wöchnerinnenstation entfernt?

Besuchszeiten

Sprechen Sie diese Fragen gemeinsam mit Ihrem Partner durch und entscheiden Sie sich, welche Punkte für Sie besonders wichtig sind. Bei zu erwartenden Risikogeburten sollte dabei der Sicherheitsgedanke immer im Vordergrund stehen. Vielleicht können Sie sich auch bei Müttern aus Ihrem Bekanntenkreis den einen oder anderen Rat zur Klinikauswahl geben lassen.

Sicherheitsgedanke

Übrigens: Hochglanzprospekte und sonstige Werbemaßnahmen einer Klinik sind – wie überall sonst auch – nicht unbedingt ein Zeichen für Qualität!

Nachdem Sie diese Formalitäten erledigt haben, empfiehlt es sich, die Klinik, in der die Operation stattfinden soll, zu besuchen. In vielen gynäkologischen Einrichtungen gibt es eine Schwangerenberatung oder eine Schwangerenambulanz, in der ein vorgeburtliche Beratungen stattfindet. Bei diesen Gesprächen können Sie sich über die bevorstehende Operation sowie über die klinikspezifischen Abläufe genauer informieren und Ihre noch offenen Fragen stellen. Wenn es möglich ist, nehmen Sie die Gelegenheit wahr, den Kreißsaal und die Wochenstation zu besichtigen. Im optimalen Fall begleitet Sie die Beleghebamme bei dieser ersten Kontaktaufnahme mit der Entbindungsklinik.

Klinikspezifische Abläufe

Urlaub für den werdenden Vater

Ausreichend Zeit

Darüber hinaus sollten Sie sicherstellen, dass Ihr Ehemann oder Partner ausreichend Zeit hat, um Sie in die Klinik zu begleiten oder – wenn Sie sich gemeinsam dafür entschieden haben – bei der Operation dabei zu sein. Die meisten Vorgesetzten haben glücklicherweise dafür Verständnis, dass kurzfristig Urlaub angemeldet werden muss. Denn mittlerweile ist es ganz selbstverständlich, dass die werdenden Väter ihre Frauen sowohl zur Geburt als auch zum Kaiserschnitt begleiten. Dafür haben viele Arbeitgeber sogar eine Freistellung von der Arbeit für einen oder zwei Tage in den Arbeitsverträgen festgelegt. Es ist sicher dennoch nicht falsch, den Arbeitgeber zu fragen, ob eine solche Freistellung ohne Inanspruchnahme von Urlaubstagen möglich ist.

Vergessen Sie den Babysitter nicht!

Nicht vergessen!

So unglaublich es klingen mag, aber manchmal kommt es vor, dass ein eigentlich ganz selbstverständlicher Teil der Vorbereitung in der Aufregung einfach vergessen wird: Wer kümmert sich während des Krankenhausaufenthalts der Mutter um die anderen Kinder, die zu Hause sind? Organisieren Sie also für diesen Zeitraum schon vorab einen zuverlässigen Babysitter.

Zeit für Entspannung

Stress vermeiden

Wenn Sie alle Vorbereitungen getroffen haben, sollten Sie jede Form von zusätzlichem Stress vermeiden und sich den eher ruhigen Dingen zuwenden. Versuchen Sie auf keinen Fall, noch schnell vor der Geburt beziehungsweise der Operation komplizierte und belastende Dinge zu erledigen. Entspannung wird jetzt ganz groß geschrieben, damit sich die Freude auf das Kind trotz der Entscheidung zum Kaiserschnitt richtig ausbreiten kann.

Ernährungsfragen

In den Vorbereitungsgesprächen kommt immer wieder die Frage auf, ob Schwangere schon einige Tage vor einem Kaiserschnitt ihre Ernährung umstellen müssen. Prinzipiell gilt zwar, dass kurz vor einer Operation nichts mehr gegessen oder getrunken werden darf. Doch in den Tagen oder sogar Wochen vor einer Operation können Sie sich ernähren wie zuvor – gesund und weitgehend ausgewogen. Vermeiden Sie aber schwere, belastende, sehr fettreiche und blähende Speisen.

Kurz vor der Operation

Der »Klinikkoffer«

Auch wenn Sie einen festen Operationstermin mit der Klinik vereinbart haben, empfiehlt es sich sehr, bereits einige Tage vorher den »Klinikkoffer« zu packen. So ersparen Sie sich viel Hektik und Stress, denn manchmal geht doch alles ganz schnell und anders als geplant.

Tipps

Was sollte ich unbedingt in den Koffer packen?

- Mehrere Nachthemden mit einer langen Knopfleiste oder weite T-Shirts: sehr praktisch beim Stillen
- Bequeme Hausschuhe, am besten mit flachen Absätzen: erleichtert das Aufstehen nach dem Kaiserschnitt
- Bademantel
- Still-BH und Stilleinlagen
- Viele kochfeste Slips oder Einmalhöschen: sehr praktisch bei Wochenfluss
- Einmalwaschlappen: wegen Wochenfluss und hygienischer Anforderungen
- Die üblichen Toilettenartikel
- Dieses Buch

Welche Papiere sollte ich bei mir haben?

- Personalausweis oder Reisepass
- Mutterpass
- Heiratsurkunde beziehungsweise Geburtsurkunde
- Familienstammbuch (wenn vorhanden)
- Einweisungsschein, Kostenübernahmeerklärung
- Versicherungskarte
- Etwas Bargeld, da in vielen Kliniken spezielle Telefonkarten oder Karten für den Fernseher nur gegen Gebühr zu bekommen sind.

Die Aufklärung vor der Operation

Aufklärung und
Zustimmung

Der Kaiserschnitt bedarf wie jede andere Operation auch der Aufklärung und Zustimmung. Die Schwangere muss – außer in lebensbedrohlichen Notfällen – einem solchen Eingriff zustimmen, sonst darf die Operation nicht gemacht werden. Sollte entgegen dem Rat der Ärztin oder des Arztes die Patientin einen Kaiserschnitt ablehnen, so ist dies meist durch Störungen auf der Gesprächsebene begründet. Vielleicht gab es Missverständnisse beim Aufklärungsgespräch oder es wurden eventuelle Risiken zu drastisch geschildert. Manchmal wird aber auch schlichtweg die Notwendigkeit des Eingriffs nicht hinreichend erklärt. Nicht selten fehlt aber auch der Schwangeren aus den verschiedensten Gründen ganz einfach das Vertrauen zu der Operateurin oder dem Operateur. Wenn solche Konfliktsituationen bestehen, empfiehlt es sich, unbedingt eine zweite oder auch dritte Meinung einzuholen. Vielleicht tragen weitere Gespräche mit anderen Ärzten oder Hebammen dazu bei, dass die Situation klarer dargestellt wird und die Schwangere sich auf Basis der Meinung von Experten letztendlich selber entscheiden kann, welcher der richtige Weg ist, den Sie gehen wollen.

Konfliktsituationen

Operationsaufklärung

Körperverletzung

Rein juristisch gesehen erfüllt jede Operation den Tatbestand einer Körperverletzung. Ausgenommen sind Fälle, in denen eine rechtswirksame Einwilligungserklärung des Patienten vorliegt oder eine lebensbedrohliche Situation besteht. Wenn akute Lebensgefahr besteht oder die Frau nicht ansprechbar ist, geht die Rechtsprechung von der »mutmaßlichen Einwilligung« des Patienten aus.

Voraussetzung für eine Einwilligungserklärung ist immer, dass der Patient über den Eingriff ausreichend informiert wurde. Dazu gehört die Aufklärung des Patienten über

- den Sinn der Operation,
- die möglichen Risiken der Operation sowie
- die gewählte Operationsmethode und mögliche Alternativen.

Der Arzt ist dazu verpflichtet, den Patienten im Aufklärungsgespräch über den Verlauf der Operation und deren spezielle Risiken detailliert zu informieren. Dabei muss sich der Arzt auch vergewissern, dass der Patient diese Erklärungen richtig verstanden hat. Stellt sich nach einer Operation heraus, dass dies vom Arzt nachweislich nicht beachtet worden ist, wäre die Operation rechtswidrig durchgeführt worden – selbst dann, wenn der Eingriff eindeutig nötig gewesen wäre und keinerlei Komplikationen aufgetreten sind. Die Ärzte stehen hier vor einer Gratwanderung zwischen den juristischen Anforderungen und den Ängsten der Patienten.

Verlauf der Operation

■ Die Risikoaufklärung

Der wichtigste und wohl auch schwierigste Teil des Gesprächs ist sicherlich die Risikoaufklärung. Dabei muss auf die spezifischen Risiken einer Operation eingegangen werden. Bei einem Kaiserschnitt wäre beispielsweise über die Gefahr der Nachblutung mit der Notwendigkeit einer anschließenden Gebärmutterentfernung (Hysterektomie) zu sprechen. Vor allem bei diesen Themen ist sehr viel Sensibilität vom Arzt gefordert. Einerseits muss er deutlich darlegen, wie ausgesprochen wenig wahrscheinlich das Auftreten solcher Komplikation ist, andererseits hat er den juristischen Anforderungen zu genügen.

Spezifische Risiken

Aufklärung ohne Zeitdruck

Wichtig ist vor allem, dass Sie, wenn Sie sich auf einen Kaiserschnitt vorbereiten, mit Ihren Ängsten und Zweifeln beim Aufklärungsgespräch im Mittelpunkt stehen und nicht der Arzt, der sich juristisch absichern will. Bestehen Sie also darauf und stellen Sie alle Fragen, die sich für Sie während der Aufklärung ergeben. Wenn über einen geplanten Kaiserschnitt gesprochen wird, sollten Sie sich auch nicht unter Zeitdruck setzen lassen. Vielleicht ist es möglich, das Aufklärungsgespräch zu einem anderen günstigeren Zeitpunkt zu führen. Wenn auf konkrete Fragen zur Operation Antworten wie »Wir machen das schon!« gegeben werden, sollten Sie sich vielleicht noch eine zweite

Mittelpunkt des Gesprächs

Konkrete Fragen

Meinung einholen. Ein Zeitproblem während des Aufklärungsgesprächs darf eigentlich nur bei ungeplanten, notfallmäßigen Kaiserschnitten auftreten, wenn sehr schnell gehandelt werden muss.

Wenn es sich um einen geplanten Eingriff handelt, muss das Aufklärungsgespräch rechtzeitig vor der Operation stattfinden. Laut Rechtssprechung sollte dies spätestens am Tag vor dem Eingriff geschehen. Für eine lange geplante Operation gilt dieser Termin allerdings schon als reichlich spät. Im Anschluss an das Aufklärungsgespräch sollte schriftlich dokumentiert werden, was besprochen wurde. Wenn es schnell gehen muss, ist aber auch eine mündliche Einwilligungserklärung unter Zeugen rechtsgültig.

Schriftliche Dokumentation

In fast allen Kliniken und Arztpraxen gibt es zu beinahe allen Operationen standardisierte Fragebögen, die eine Kurzbeschreibung der Operation und deren Risiken beinhalten. Diese Formulare sollen dazu beitragen, dass keine Fragen und Informationen, die zur Aufklärung gehören, vergessen werden. Ein derartiger Fragebogen ersetzt aber keinesfalls das eigentliche Aufklärungsgespräch.

Tipps

Das Aufklärungsgespräch

- Bereiten Sie sich auf das Aufklärungsgespräch am besten gemeinsam mit Ihrem Partner vor.
- Notieren Sie sich alle Fragen vorab auf einen Stichwortzettel, so können Sie nichts vergessen.
- Erscheinen Sie am besten gemeinsam zum Gespräch.
- Bei geplanten Kaiserschnitten: Lassen Sie sich nicht unter Zeitdruck setzen. Wenn der aufklärende Arzt keine Zeit hat, dann verschieben Sie das Gespräch besser.
- Fragen Sie umgehend nach, wenn Ihnen etwas unklar ist. Sie dürfen auf konkrete Fragen auch konkrete Antworten erwarten.

Ohne Zeitdruck

- Fragen Sie gezielt nach der Operationsmethode (Konventionell? Misgav-Ladach?) und klären Sie ab, welche Methode bei Ihnen geplant ist. *Operationsmethode*
- Geben Sie alle Krankheiten und Beschwerden an, auch wenn Sie diese für unwesentlich halten.
- Falls Sie mit dem Aufklärungsgespräch unzufrieden sind, dann holen Sie sich eine zweite Meinung ein.
- Faustregel beim Aufklärungsgespräch: Es gibt keine dummen Fragen, höchstens dumme Antworten.

Welche Aufgaben übernimmt eine Hebamme?

Bei beinahe jeder Geburt in Deutschland ist eine Hebamme anwesend. Hebammen arbeiten entweder als Angestellte in den Entbindungskliniken oder aber auch freiberuflich. Die freiberuflich Tätigen sind an keine Kliniken gebunden und können deswegen auch Schwangere zu Hause sowohl vor als auch nach der Geburt betreuen. Darüber hinaus sind Hausgeburten unter *Hausgeburten* der Leitung freiberuflicher Hebammen möglich. In vielen Städten haben sich mehrere Hebammen zusammengeschlossen und so genannte Geburtshäuser gegründet.

Beleghebammen

Weiterhin gibt es Hebammen, die mit einer bestimmten Klinik einen Vertrag geschlossen haben, der es ihnen erlaubt »ihre« Schwangeren in eben dieser Klinik zu entbinden – das sind die so genannten Beleghebammen. Nehmen Schwangere diese Art der Hebammenleistung in Anspruch, so müssen sie keine zusätzlichen Gebühren zahlen. Die anfallenden Kosten werden *Anfallende Kosten* von den gesetzlichen und privaten Krankenkassen erstattet. Nur die Rufbereitschaftspauschale, die viele freiberuflich tätige Hebammen in Anspruch nehmen, wenn sie die Bereitschaft für die Geburt einer von ihr betreuten Frau übernehmen, wird nicht erstattet.

Wie finde ich eine Hebamme?

Kaiserschnittgeburten

Übrigens, Hebammen sind nicht nur bei normalen Geburten dabei, sondern auch bei Kaiserschnittgeburten. Die Vermittlung einer freiberuflich tätigen Hebamme erfolgt häufig über die Berufsverbände der Hebammen in den jeweiligen Bundesländern. Dort sind alle Hebammen des zuständigen Bezirks, Landkreises oder der Stadt verzeichnet. Sie als Schwangere können die Hebamme direkt anrufen und deren Dienste in Anspruch nehmen. Aber auch in den Entbindungskliniken finden Sie Listen mit den dort freiberuflich tätigen Hebammen.

Tipp

Kontaktadressen im Internet

Informationen

Informationen über das Berufsbild der Hebamme und Kontaktadressen können Sie auch bequem im Internet finden:

Bund deutscher Hebammen e.V.
Bietet werdenden Eltern wertvolle Informationen unter
http://www.bdh.de/

Bundesweites Hebammenverzeichnis mit Suchfunktion
http://www.hebammensuche.de/

Fülle von Fragen

Haben Sie sich eine Hebamme ausgesucht und will diese Ihre Betreuung übernehmen, können Sie viele Schritte bei der Vorbereitung auf den Kaiserschnitt mit ihr gemeinsam organisieren. Sicher haben Sie eine Fülle von Fragen: Viele davon kann Ihnen die Hebamme direkt beantworten. Darüber hinaus kann sie Ihnen Tipps geben, welche Fragen Sie noch in einem Gespräch mit dem Arzt klären sollten.

Fragen Sie Ihre Hebamme!

Nutzen Sie jede Gelegenheit zu einem Gespräch mit der Hebamme, denn sie kann Ihnen weitere wertvolle Informationen geben, die Ihnen den Aufenthalt in der Klinik erleichtern. Fragen wie »Was soll ich in die Klinik mitnehmen?« oder »Worauf sollte ich bei der Klinikauswahl achten?« können von der Hebamme beantwortet werden. Doch nicht nur der reine Informationsgehalt macht diese Gespräche so wichtig, hinzu kommt ihre nicht zu unterschätzende beruhigende und Angst abbauende Wirkung. Da die Hebamme gleichzeitig Vertrauensperson und Angehörige des medizinischen Personals ist, kann sie das Gefühl des Ausgeliefertseins, dass sich wohl bei den meisten Frauen mit dem Gang ins Krankenhaus einstellt, um einiges verringern.

Angst abbauende Wirkung

Beleghebammen begleiten »ihre« Schwangeren zur Operation in die Klinik. Sie werden sich dort also vor dem Eingriff treffen.

Die Hebamme bereitet Sie für die Operation vor

Diese Hebamme leitet dann auch alle vor der Operation notwendigen Maßnahmen ein. In den meisten Fällen wird noch einmal ein CTG geschrieben, manchmal muss auch noch eine Ultraschalluntersuchung zur endgültigen Lagebestimmung des Kindes durchgeführt werden. Steht dann endgültig fest, dass der Kaiserschnitt stattfindet, so wird die Hebamme die Operateure und die Narkoseärzte darüber informieren, dass die Schwangere für die Operation bereit ist.

Endgültige Lagebestimmungen

Kurz vor dem Eingriff wird ein Dauerkatheter (siehe Kasten »Blasendauerkatheter«) zur Ableitung des Urins aus der Harnblase gelegt. Während der Operation muss die Harnblase so klein wie möglich sein, damit für sie keine Verletzungsgefahr besteht. Wie lange der Blasenkatheter in der Harnröhre bleibt, ist von Klinik zu Klinik unterschiedlich. In vielen Kliniken wird er bereits dann entfernt, wenn die Wirkung einer durchgeführten Periduralanästhesie nachgelassen hat, in manchen erst nach einem, zwei oder auch erst nach drei Tagen. Sind die nötigen Vorbereitungen abgeschlossen, wird die Hebamme die Pati-

Blasenkatheter

Nach den Vorbereitungen

entin kurz verlassen. Währenddessen übernimmt der Narkosearzt die Patientin. Die Hebamme zieht ihre OP-Kleidung an und kommt dann zurück, um direkt nach der Entbindung das Kind entgegenzunehmen.

Blasendauerkatheter

Bei einem Blasendauerkatheter handelt es sich um einen dünnen, weichen Kunststoffschlauch, der über die Harnröhre von außen in die Blase eingeführt wird. Das Legen eines solchen Katheters ist eine etwas unangenehme, aber meist nicht schmerzhafte Angelegenheit. Vor der eigentlichen Katheterisierung muss die Harnröhrenöffnung mit einer desinfizierenden Lösung behandelt werden, damit sich keine Keime an Harnröhre und Blase ansiedeln können. Das letztendliche Vorschieben des Schlauchs in die Blase geschieht nach Abschluss der Vorbereitungen recht schnell. Damit der Katheter nicht aus der Blase herausrutschen kann, wird er mit Hilfe eines kleinen Ballons, der sich unterhalb der Katheterspitze befindet, in der Harnblase fixiert. Über einen sehr dünnen zweiten Schlauch, der innerhalb des Katheters liegt, wird dieser Ballon mit destilliertem Wasser gefüllt. So lässt sich ein versehentliches Herausrutschen zuverlässig verhindern. An den Blasenkatheter wird noch ein Schlauch mit Beutel angeschlossen, der den Urin aus der Blase aufnimmt. Um den Katheter wieder problemlos herausnehmen zu können, wird die Flüssigkeit per Spritze aus dem Ballon abgesaugt und dann der Schlauch entfernt.

Versehentliches
Herausrutschen

Der erste Kontakt mit der Klinik

Nachdem sich der niedergelassene Gynäkologe und die werdende Mutter gemeinsam für einen Kaiserschnitt entschieden haben, sollte sich die Frau zur ersten Vorstellung in der Klinik einfinden. Ist der behandelnde Frauenarzt gleichzeitig der Operateur, ist dieser Gang nicht unbedingt erforderlich, da die meisten Voruntersuchungen und Vorbereitungen in der Praxis des Arztes stattfinden können. Prinzipiell empfiehlt es sich immer, geraume Zeit vor dem Operationstermin in der Klinik anzurufen, um die weitere Terminplanung zu besprechen. Bei einem

Vor dem Operationstermin

kurzen Anruf können Sie auch schon vor der Klinikaufnahme abklären, ob noch bestimmte Vorbefunde ausstehen oder irgendwelche bürokratischen Besonderheiten zu beachten sind. Während des Erstgesprächs in der Klinik wird meist nochmals über die Notwendigkeit einer Kaiserschnittgeburt gesprochen. Der Arzt wird erneut Fragen zur Krankengeschichte (Anamnese) stellen. So wird wiederholt geprüft, ob bei dem bevorstehenden Eingriff besondere Risiken bestehen. Bei diesem Gespräch wird häufig auch über die Operation selbst aufgeklärt. Nochmals sei betont, dass Komplikationen im Zusammenhang mit einem Kaiserschnitt äußerst selten auftreten.

Erstgespräch

Anästhesieaufklärung

Nach der Aufklärung durch den Operateur folgt die Aufklärung durch den Narkosearzt. Bei diesem Gespräch geht es um die Art der Schmerzausschaltung während der Operation. Prinzipiell stehen für einen Kaiserschnitt folgende Anästhesieverfahren zur Verfügung:

Schmerzausschaltung

- die Allgemeinanästhesie, auch als Intubations- oder Vollnarkose bezeichnet, oder
- die lokalen Anästhesieverfahren wie die Periduralanästhesie (PDA), die Spinalanästhesie und die kombinierte Spinal-Epiduralanästhesie (CSE).

Die Vollnarkose hat den Vorteil, dass sie sehr schnell durchgeführt werden kann und zu einer sofortigen sowie effektiven Schmerzausschaltung führt. Der Nachteil besteht im Narkoserisiko, das mit jeder Vollnarkose verbunden ist. Damit das ungeborene Kind so wenig wie möglich von den plazentagängigen (siehe Kasten »Was bedeutet plazentagängig?«) Narkosemitteln abbekommt, wird mit der Intubationsnarkose erst ein bis zwei Minuten vor dem Hautschnitt begonnen. Denn sonst könnten diese hochwirksamen Medikamente das ungeborene Kind belasten und seinen natürlichen Atemantrieb direkt nach der Geburt lebensbedrohlich bremsen.

Intubationsnarkose

Was bedeutet »Plazentagängig«?

Der Mutterkuchen (Plazenta) hat neben der Ernährung des Kindes und der Bildung von bestimmten Hormonen während der Schwangerschaft noch eine weitere wichtige Aufgabe: Sie schützt das ungeborene Kind wie ein Filter vor schädlichen Stoffen wie Krankheitserreger und Gifte. Einige Substanzen werden dabei völlig ausgefiltert, andere dagegen können die Plazenta passieren. Man spricht in diesem Fall von den »plazentagängigen Substanzen«. Diese Substanzen werden über die Nabelschnur zum Kind transportiert und entfalten ihre Wirkung auch dort. Bei einer medikamentösen Narkose würden die Medikamente auch beim Kind eine Narkose bewirken, das soll natürlich unbedingt vermieden werden. Eine Vollnarkose bei einer Kaiserschnittentbindung verläuft deswegen völlig anders als bei anderen Operationen.

Schutz vor schädlichen Stoffen

Ein weiterer Nachteil zeigt sich erst in der Zeit nach der Operation: Nachdem das Narkosemittel vom Körper abgebaut wurde, wird der Schmerz voll spürbar. Zusätzlich ist die junge Mutter stark beeinträchtigt, da ihr Bewusstsein zwischenzeitlich ausgeschaltet war.

Bewusstsein

Vollnarkose

Kaiserschnitte werden meist dann in Vollnarkose, auch Allgemeinanästhesie genannt, durchgeführt, wenn höchste Eile geboten ist. Bei einer guten Organisation und bei einem eingespielten Team ist es möglich, das Kind binnen weniger Minuten zu holen. Eine Teilnarkose wie die Periduralanästhesie oder die Spinalanästhesie kommt bei solchen Notfällen nicht in Frage, da das Narkoseverfahren schon viel zu viel Zeit in Anspruch nehmen würde.

Notfälle

Bei einer Allgemeinanästhesie werden zur Narkoseeinleitung verschiedene Medikamente injiziert. Deswegen muss vor dem Beginn eine Venenverweilkanüle gelegt werden.

Beatmung während der Vollnarkose

Als eine der Wirkungen dieser hochwirksamen Schlaf- und Schmerzmedikamente tritt die so genannte Atemdepression auf. Das bedeutet, dass der natürliche Atemantrieb durch Narkosemedikamente so stark gehemmt wird, dass keine Eigenatmung mehr vorhanden ist. Deswegen wird, während die Medikamente ihre Wirkung im Körper entfalten, ein Schlauch in die Luftröhre eingeführt, damit der Patient künstlich beatmet werden kann. Diesen Schlauch nennt man Tubus, das Legen des Schlauches in die Luftröhre wird Intubation genannt. Daher auch der weitere Name dieser Narkose: Intubationsnarkose.

Keine Eigenatmung

Ist die Einleitung abgeschlossen, wird über ein Schlauchsystem das Narkosegerät am Tubus angeschlossen. Über das Narkosegerät werden während der Operation Narkosegase (das bekannteste: Lachgas) in den Körper geleitet um die Anästhesie aufrecht zu erhalten.

Wenn die Operation vorbei ist, wird die Narkose wieder ausgeleitet. Die Zufuhr des Narkosegases wird reduziert und schließlich ganz gestoppt. Wenn wieder eine ausreichende Eigenatmung und Hustenreflexe vorhanden sind, wird auch der Tubus herausgezogen.

Eigenatmung und Hustenreflexe

Beim Kaiserschnitt ist vieles anders

Bei einem Kaiserschnitt jedoch ergeben sich verschiedene Abweichungen von diesem normalen Ablauf. Hier wird mit der Narkose erst angefangen, wenn die Operateure bereit sind, mit dem Kaiserschnitt zu beginnen. Die Medikamente werden erst dann gespritzt, wenn die Operateure gewaschen, steril angezogen und das Operationsfeld abgedeckt sind. Normalerweise verlaufen Narkoseeinleitung und die letzten Vorbereitungen zur Operation parallel. Dadurch soll verhindert werden, dass die Narkosemittel die Plazenta passieren und damit eine Wirkung auf das Kind haben können. Die Einleitung der Narkose geschieht also sozusagen »ruck-zuck«. Die andere Besonderheit bei einem Kaiserschnitt ist, dass die Patientin zumindest aus anästhesiologischer Sicht prinzipiell als nicht nüchtern angesehen wird. Der Grund dafür ist der jetzt sehr große Uterus, der

Narkoseeinleitung

Unerwünschtes
Erbrechen

von unten auf den Magen drückt und so in der liegenden Position den natürlichen Abfluss von Magensaft verhindert. Die Folge wäre ein unerwünschtes Erbrechen verbunden mit der Einatmung (Aspiration) von Magensaft. Viele Anästhesisten lagern die Frauen deswegen mit leicht erhöhtem Oberkörper, so dass kein Magensaft über die Speiseröhre zurückfließen kann.

Teilnarkose

Bei den lokalen Anästhesieverfahren wird der Schmerz durch eine Betäubung der Nervenfasern, die das Operationsgebiet versorgen, und nicht über das Bewusstsein ausgeschaltet. Hier kommen die Verfahren der Periduralanästhesie, der Spinalanästhesie und der kombinierten Spinal-Epiduralanästhesie in Frage. Bei diesen Anästhesiemethoden werden die entsprechenden Nervenstränge im unteren Teil des Rückens über einen Einstich lokal behandelt.

Lokale Betäubung

Vor dem Einstich selbst wird im Hautbereich eine übliche lokale Betäubung gesetzt. Wenn diese wirkt, wird zwischen den Dornfortsätzen zweier Wirbelkörper über eine spezielle Hohlnadel (Trokar) ein kleiner Plastikkatheter vorsichtig in die Nähe der Nervenbahnen geschoben und – je nach Anästhesieverfahren – im Peridural- oder Spinalraum platziert.

Das Rückenmark wird nicht verletzt

Es wird also nicht das Rückenmark selbst punktiert, sondern ein sehr dünner Katheter in der Nähe der den Schmerzreiz leitenden Nerven angebracht. Über diesen können die schmerzausschaltenden Substanzen zu den Nerven gelangen. Nach der korrekten Platzierung des Katheters werden Schmerz stillende Substanzen über einen Infusionsapparat kontinuierlich appliziert. Somit ist die Schmerzausschaltung konstant gewährleistet. Vorteil dieser Methode ist, dass sich die Dosierung gut steuern lässt und dass die Schwangere die Geburt bei vollem Bewusstsein erleben kann.

Konstante
Schmerzausschaltung

Auch bei einer normalen Entbindung wird eine solche PDA oder CSE gelegt, wenn die Schmerzen sehr stark sind. Stellt sich dann heraus, dass doch ein Kaiserschnitt nötig ist, muss kein anderes Betäubungsverfahren gewählt werden. Die Dosis des Medikaments wird über den vorhandenen Katheter einfach erhöht, bis eine für die Kaiserschnittoperation ausreichende Betäubung erreicht ist. Dieses »Hochspritzen« dauert zwischen 15 und 30 Minuten.

Ausreichende Betäubung

Keine Gefährdung für das Baby

Ein weiterer Vorteil der lokalen Anästhesieverfahren ist, dass sie ungefährlich für das Kind sind. Da die Medikamente lediglich in die Nähe der Nerven gebracht werden, gelangen die Wirkstoffe nicht in das Blut der Mutter. Geschieht dies aber doch einmal, bleibt deren Konzentration so niedrig, dass nur extrem geringe Dosen über die Plazenta zum Kind vordringen können.

Nach der Operation bieten die lokalen Anästhesieverfahren noch einen Vorteil. Der operative Wundschmerz kann effektiv und problemlos behandelt werden. Da der Katheter nicht sofort entfernt wird, können weiterhin Schmerz stillende Mittel injiziert werden.

Weiterer Vorteil

Für den Notfall ungeeignet

Als Nachteil der lokalen Anästhesieverfahren im Vergleich zur Intubationsnarkose ist die deutlich längere Zeit bis zum Eintritt der Schmerz stillenden Wirkung zu nennen. Somit fallen lokale Betäubungen in Notfallsituationen aus. Außerdem treten möglicherweise gleichzeitig Störungen derjenigen Nervenzellen auf, die die Bewegung steuern. Damit kann es zu einer Beeinträchtigung der willkürlichen Muskulatur unterhalb der Injektionsstelle kommen. Das Gehen ist dann vorübergehend nur eingeschränkt, manchmal auch gar nicht möglich. Diese Nebenwirkung dauert aber nur so lange an, wie auch die Teilnarkose wirkt.

Nebenwirkung

Trotz dieser Nachteile überwiegen aber insgesamt die Vorteile der lokalen Verfahren im Vergleich zur Vollnarkose. Der größte Teil aller geplanten Kaiserschnitte wird deshalb unter lokaler Betäubung durchgeführt.

Vor- und Nachteile der Anästhesieverfahren

▶ **Allgemeinanästhesie**

Vorteile:

Geringere psychische Belastung

- Die Patientin schläft, daher geringere psychische Belastung.
- Gesicherte Atemwege bei Komplikationen
- Sehr rascher Wirkungseintritt
- Gute »Steuerbarkeit« der Narkose

Nachteile:
- Kein bewusstes Geburtserlebnis möglich
- Verlängerte Aufwachphase
- Übertritt des Narkosemittels in den Blutkreislauf des Kindes möglich

▶ **Periduralanästhesie**

Vorteile:
- Die Entbindung wird bewusst erlebt.

Vereinfachte Schmerzbekämpfung

- Vereinfachte Schmerzbekämpfung nach der Operation
- Übertritt der Medikamente in den Blutkreislauf des Kindes nur sehr unwahrscheinlich
- Gute »Steuerbarkeit« der Narkose

Nachteile:
- Langer Zeitraum bis zum Wirkungseintritt
- Übelkeit und Erbrechen sind möglich.
- Plötzlich auftretender niedriger Blutdruck
- Es werden höhere Medikamentendosierungen benötigt als bei der Spinalanästhesie.
- Verfahren ist zeitaufwendig

▶ **Spinalanästhesie**

Vorteile:
- Die Entbindung wird bewusst erlebt.
- Übertritt der Medikamente in den Blutkreislauf des Kindes nur sehr unwahrscheinlich
- Sehr zuverlässige Wirkung

Niedrigere Medikamentendosierung

- Niedrigere Medikamentendosierung nötig als bei der Periduralanästhesie

Nachteile:
* Kürzere Wirkungsdauer
* Plötzlich auftretender niedriger Blutdruck
* Übelkeit und Erbrechen sind möglich.
* Gelegentlich Kopfschmerzen nach der Operation

Kurz vor dem Operationstermin

Einen oder wenige Tage vor der Operation sollte eine Blutentnahme erfolgen. Im Rahmen der Blutuntersuchung wird – wenn nicht schon vorher bekannt – auch die Blutgruppe bestimmt. Für die Operation und die Anästhesie sind folgende Werte von entscheidender Bedeutung:

* Leber- und Nierenwerte
* Gerinnungsfunktionen
* Blutbild

Für die Bestimmung all dieser Laborparameter genügt eine einzige Blutentnahme.

Laborparameter

Nach der genauen Festlegung des Operationstermins kümmert sich der Operateur darum, dass in der Klinik ein Operationsplatz reserviert und ein Klinikbett für die Zeit nach dem Eingriff frei gehalten wird. Einige Kliniken nehmen die Frauen erst am Operationstag selbst stationär auf, andere dagegen bereits am Abend vor dem Tag des Eingriffs, um die Voruntersuchungen stationär durchführen zu können.

Nüchtern am Operationstag!

Am Operationstag selbst müssen Sie dann früh aufstehen. Nochmals sei daran erinnert: Essen, trinken oder rauchen Sie nicht! Auch Kaugummi kauen oder Bonbons lutschen kann sich sehr ungünstig auswirken. Denn das Risiko bei der Narkose steigt deutlich an, wenn der Magen vor einer Operation gefüllt ist oder aber auch durch wenige aufgenommene Speisen zu einer vermehrten Säurebildung angeregt wird.

Frühes Aufstehen

Vermehrte Säurebildung

In den meisten Kliniken sollte sich die Patientin so gegen sieben Uhr einfinden, um alle noch ausstehenden Vorbereitungen und Formalitäten ohne Zeitdruck abwickeln zu können. Es ist übrigens ausgesprochen erwünscht, dass der Mann die Frau begleitet. Ob der Partner mit in den Operationssaal kommt, muss im Einzelfall zwischen Operateur und dem Paar besprochen werden, denn es ist nicht jedermanns Sache, bei einer Operation dabei zu sein.

Anwesenheit des Partners

Die Anwesenheit des Partners ist erfahrungsgemäß für die meisten Frauen sehr wichtig. Denn trotz aller Bemühungen von Hebammen, Ärzten und allen anderen Beteiligten kann er doch in den meisten Fällen am besten zur Beruhigung seiner Partnerin beitragen. Auch wollen natürlich sehr viele Männer dabei sein, wenn ihr Kind geboren wird.

Bürokratie auch am »großen Tag«

Wenn Sie formell in der Klinik aufgenommen werden, müssen Sie oder Ihr Partner noch die Aufnahmeformalitäten erledigen. Dazu sind folgende Unterlagen nötig:

- Versicherungskarte der Krankenkasse
- Einweisungsschein (wenn vorhanden)
- Kostenübernahmeerklärung der Krankenkasse

Personalausweis

- Personalausweis

Anschließend kümmert sich die Ihnen zugeteilte oder von Ihnen gewählte Hebamme um Sie. Nun dauert es nicht mehr lange, bis die Operation beginnt.

5. Wie läuft eine Kaiserschnitt-operation ab?

Sie haben nun alle bürokratischen Angelegenheiten erledigt. Sie bekommen ein Krankenhaushemd und Antithrombose-strümpfe sowie eine Haube für die Haare, damit diese im Operationssaal nicht stören. Die Hebamme hat einen Dauerkatheter in die Blase gelegt und das Kardiotokogramm ist auch in Ordnung. Jetzt kann es also losgehen – Sie werden in den Operationsraum gebracht. Spätestens jetzt sollten Sie alle Schmuckstücke abgelegt haben. Falls Sie einen herausnehmbaren Zahnersatz tragen, muss auch dieser entfernt werden.

Jetzt geht es los!!

Kurz vor der Operation

Meist gibt es in unmittelbarer Nähe des Operationssaals einen Vorbereitungsraum, in dem alle nötigen Vorarbeiten für das eigentliche jeweilige Anästhesieverfahren und für die Operation selbst stattfinden. Dazu gehört auch die Rasur der Schambehaarung. Wie weiträumig die Haare entfernt werden, ist von Klinik zu Klinik unterschiedlich. In einigen wird die Rasur komplett durchgeführt, in anderen dagegen wird nur ein kleiner Streifen rasiert.

Wenn die Operation in Teilnarkose stattfindet, wird bereits im Vorbereitungsraum der Katheter zur PDA oder CSE gelegt. Außerdem erhält die Patientin eine Venenverweilkanüle, denn bevor die PDA oder CSE gelegt wird, muss dem Organismus ausreichend Flüssigkeit zugeführt werden.

Venenverweilkanüle

Flüssigkeitsersatz vor der Teilnarkose

Nachdem die Wirkung der Lokalanästhesie eingesetzt hat, kommt es sehr oft zu einem unerwünschten Blutdruckabfall, da sich die Flüssigkeit in den Blutgefäßen umverteilt. Das Blut »versackt« sozusagen in den Körperregionen unterhalb des Injektionsorts. Um diesem Phänomen schon im Vorfeld entgegenzuwirken, wird das Kreislaufsystem mit ungefähr der Flüssigkeitsmenge aufgefüllt, die nach dem Wirken einer rückenmarksnahen Anästhesie vorübergehend nicht bereitsteht.

Neutrale Flüssigkeit

Um dies zu gewährleisten, wird bei einer lokalen Betäubung zusätzlich eine Tropfinfusion mit einer neutralen Flüssigkeit gelegt. Diese Flüssigkeit enthält kein Medikament, sondern ist lediglich mit verschiedenen Mineralien wie Kochsalz, Kalium und je nach Lösung vielen anderen versetzt. Die Konzentration und Zusammensetzung entspricht dabei in etwa der des Körperwassers. Auf diese Weise steht dem Kreislauf sehr schnell die benötigte Flüssigkeitsmenge zur Verfügung. Diese Infusionslösungen werden auch als physiologischer Flüssigkeitsersatz bezeichnet. Diese Prozedur gestaltet sich – abgesehen von dem Moment, in dem die Venenkanüle gelegt wird – als absolut schmerzfrei. Die dabei nötige Punktion der Vene mit der Infusionsnadel ist mit einer normalen Blutentnahme vergleichbar.

»Safety first« – Überwachung muss sein

Gleichzeitig werden die Vorbereitungen für die kontinuierliche Kreislaufüberwachung während des Eingriffs getroffen. Zu den wichtigsten Messparametern der Vitalzeichenkontrolle gehören die Überwachung der Herzfrequenz, des Blutdrucks und der Sauerstoffsättigung des Blutes.

Herztätigkeit

Drei Klebeelektroden

Zur Überwachung der Herztätigkeit werden drei Klebeelektroden am Brustkorb der Patientin angelegt. Der Anästhesist kann darüber jederzeit die Herztätigkeit der Patientin über einen angeschlossenen Monitor kontrollieren (EKG).

Blutdruck

Zur Blutdruckkontrolle wird am Oberam eine übliche Blutdruckmanschette angelegt. Diese Manschette ist häufig mit einem Gerät verbunden, das den Blutdruck automatisch im Abstand von wenigen Minuten misst. Die Messungen selbst sind lediglich durch das immer wiederkehrende Aufblasen der Manschette zu spüren. Und nur bei der ersten Messung pumpt sich die Manschette etwas praller auf, damit sich das Gerät erst einmal an die herrschenden Druckverhältnisse anpassen kann. Nach der zweiten oder dritten Messung ist beinahe gar nichts mehr zu spüren. Auch die Blutdruckwerte kann der Anästhesist über den Monitor ablesen.

Druckverhältnisse

Sauerstoffversorgung

Die Sauerstoffversorgung des Bluts während der Operation ist ebenfalls ein wichtiger Wert, den der Anästhesist regelmäßig überprüft. Dazu wird ein spezieller Sensor, der einer Wäscheklammer ähnelt, auf einen Finger der Patientin aufgesteckt. Alle diese Messungen erfolgen »nichtinvasiv«, es werden also keinerlei Messsonden in den Körper eingebracht. Die Elektroden, Sonden und Manschetten werden lediglich auf die Haut geklebt, gelegt oder geklemmt. Die gemessenen Werte erscheinen ebenfalls auf dem Monitor und so kann der Anästhesist ständig die Sauerstoffsättigung des Bluts überwachen. Anhand der drei genannten Messparameter sind die Anästhesisten jederzeit umfassend über den aktuellen Kreislaufzustand der Patientin im Bilde und können Veränderungen sofort erkennen und gegebenenfalls umgehend einschreiten.

Spezieller Sensor

Auch das Kind wird überwacht

Währenddessen kümmert sich die Hebamme um die Überwachung und damit die Sicherheit des Kindes: Sie kontrolliert mit dem CTG, ob es dem Kind auch gut geht, und bereitet alles für die Erstversorgung nach der Geburt vor.

Sicherheit des Kindes

Um die Sicherheit weiter zu erhöhen, sind alle Überwachungsmonitore mit einer Alarmfunktion ausgestattet. Beim Über- oder Unterschreiten bestimmter Werte ertönt ein Piepton. Vor allem kurz nachdem der Monitor angeschlossen wurde, können solche Warntöne gehäuft auftreten. Doch dies ist kein Grund zur Besorgnis, denn die Alarmgrenzen müssen erst einmal für den jeweiligen Patienten abgestimmt werden. Das Gerät warnt auch immer dann, wenn der Monitor Signale in nicht ausreichender Qualität empfängt. Dies liegt meistens daran, dass sich eine EKG-Elektrode gelockert hat oder die Blutdruckmanschette oder der Sensor für die Sauerstoffmessung nicht mehr korrekt sitzen.

Alarmgrenzen

Keine Angst wenn es irgendwo piepst

Ein solcher »Fehlalarm« kann leicht erkannt und behoben werden. Während der gesamten Zeit im Vorbereitungsraum und im Operationssaal werden immer wieder ungewohnte Geräusche ertönen oder auf den ersten Blick unverständliche Dinge passieren. Wenn Ihnen danach ist, dann fragen Sie einfach nach. So wissen Sie, was dort gerade passiert und brauchen sich nicht zu ängstigen. Das Anästhesie- und OP-Personal erklärt Ihnen sicher gerne alles ganz genau!

Übrigens: Die mit Abstand »sicherste« Zeit in Ihrem Leben verbringen Sie unter der Beaufsichtigung eines Anästhesisten.

Die Teilnarkose wird gesetzt

Für die eigentliche Lokalanästhesie müssen Sie folgende Position einnehmen: Sie legen sich auf die Seite und ziehen die Beine an. Manche Anästhesisten wollen auch, dass die Frauen sich hinsetzen und etwas nach vorne beugen. Der gekrümmte Rücken, der so genannte Katzenbuckel, vereinfacht die Punktion wesentlich, da sich der Abstand zwischen den Wirbeln in dieser Position vergrößert. Natürlich wird Ihnen beim Aufsetzen geholfen, damit Sie nicht umfallen können. Nun wird die zu punktierende Stelle am Rücken desinfiziert und eine örtliche Betäubung durchgeführt. Wirkt diese, kann der eigentliche Katheter zum Legen der lokalen Anästhesie eingeführt werden. Der Narkosearzt überprüft mit einer Nadel oder einem spitzen Holzgegenstand an der Haut, ob die Wirkung der Anästhesie bereits eingesetzt hat. Anhand dieses Tests kann der Narkosearzt erkennen, wie stark die Betäubung schon ist. Spürt die Patientin die erst leichten, dann stärkeren Stiche nicht mehr, reicht die Wirkung aus und der Narkosearzt lässt die Patientin in den eigentlichen Operationsraum verlegen.

Ungewohnte Geräusche

Katzenbuckel

Im Operationssaal

Wenn Sie in den Operationsraum gelangen, wird Ihnen vermutlich auffallen, dass es dort sehr warm ist. Dies dient dazu, dass das Kind direkt nach der Geburt nicht zu schnell auskühlt. Das ist aber wahrscheinlich auch schon der einzige angenehme Eindruck. Ansonsten herrscht eine eher nüchterne und geschäftige Atmosphäre vor und der Raum ist fast immer funktionell eingerichtet.

Nüchterne und geschäftige Atmosphäre

Erkennen Sie Ihre Hebamme?

Sie werden hier von den Operateuren, dem Instrumentierpersonal, dem Anästhesisten, den Anästhesiepflegern oder Schwestern, der Hebamme sowie eventuell von einem Kinderarzt erwartet. Sie sind jetzt also komplett von medizinischem Personal umgeben und alle sind nur wegen Ihnen und Ihres Kindes da. Sollten Sie jetzt irgendein Problem oder auch eine Frage haben, scheuen Sie sich nicht davor, jemanden anzusprechen. Da jetzt alle Haube und Mundschutz tragen, kann es leicht möglich sein, dass Sie »Ihre« Hebamme oder »Ihren« Operateur ganz einfach nicht erkennen. Lassen Sie sich davon nicht verwirren, alle Anwesenden können Ihre Fragen beantworten oder die Person Ihres Vertrauens in Ihre Nähe bringen.

Eine ungewohnte Situation

Doch trotz allem fühlen sich die meisten Frauen in dieser Situation eher unwohl und verspüren Angst. Das liegt sicher daran, dass sie sich in einer Situation befinden, in der sie sich ausgeliefert fühlen – durch die Betäubung bewegungsunfähig und subjektiv gesehen hilflos. Durch die Anwesenheit des Partners kann dieses Gefühl deutlich gemindert werden. Eine Person des Vertrauens unter dem medizinischen Personal bewirkt ebenfalls, dass sich die Angstgefühle verringern. Und wenn die Patientin den Operateur schon vorher kennen gelernt hat, baut auch das zusätzlich Ängste ab.

Person des Vertrauens

Alle sind nur wegen Ihnen da

Doch selbst wenn alles ganz schnell gehen muss, wenn weder der Partner noch die Hebamme des Vertrauens während der Entbindung dabei sein können und die Ärzte unbekannt sind, hilft vielleicht eines in dieser Situation: Denken Sie daran, alle Anwesenden sind nur da, um Ihnen und Ihrem Kind zu helfen.

Verständnis

Alle haben Verständnis für Ihre Ängste und wollen ihren Beitrag dazu leisten, dass die Geburt Ihres Kindes für Sie angstfrei und schmerzfrei stattfinden kann.

Auf dem Operationstisch

Nachdem im Operationsraum alles Nötige vorbereitet wurde, wird die Frau auf den eigentlichen Operationstisch gelagert. Ihre Beine werden in einer Halterung, die dem gynäkologischen Untersuchungsstuhl ähnelt, fixiert. Dies ist notwendig, damit der Operateur etwaige vaginale Blutungen rechtzeitig erkennen kann oder – was nur in sehr seltenen Fällen erforderlich ist – genug Raum für notwendige vaginale Handgriffe hat. Die Frau liegt nicht nackt auf dem Operationstisch. Nur das Klinikhemd wird hochgeschoben, sodass der Bauch frei liegt. Anschließend wird die Bauchhaut mit einem Desinfektionsmittel abgewaschen.

Wenn das Desinfektionsmittel getrocknet ist, wird das Operationsgebiet mit Tüchern steril abgedeckt. Vor dem Brustkorb der Patientin befindet sich ein Metallbügel, über den ebenfalls ein OP-Tuch gelegt wird. Damit ist ihr die Sicht auf das Operationsgebiet versperrt. In der Zwischenzeit haben die Operations-

Nötige Instrumente

schwestern die nötigen Instrumente vorbereitet und die Operateure ihre Händedesinfektion abgeschlossen. Sie ziehen sich nun ihre Operationskittel an.

Die Operation beginnt, das Kind ist geboren

Erst nach nochmaliger Rückversicherung beim Anästhesisten beginnt der Operateur mit dem Eingriff. Nun wird der Kaiserschnitt durchgeführt (zu den Methoden siehe Kapitel »Kaiserschnitt – welche Arten und Methoden gibt es?«) und schon nach wenigen Minuten kann das Kind geboren werden. Es wird abgenabelt und der bereitstehenden Hebamme überreicht. Sobald das Kind gut ins Leben gestartet ist, wird es der Frau zum ersten Mal gezeigt. Sie hört die ersten Schreie und kann Kontakt zu ihrem Kind aufnehmen. Danach übernimmt der Kinderarzt das Kind, um die Erstversorgung durchzuführen. Er untersucht das Kind, bewertet die Lebensfähigkeit in den ersten zehn Minuten mit Hilfe des so genannten APGAR-Scores (siehe Kasten »APGAR-Score«), hört das Herz ab und beurteilt die Atmung des Kindes.

Guter Start ins Leben

APGAR-Score

Das APGAR-Schema wurde nach der amerikanischen Ärztin Virginia Apgar benannt. Es handelt sich um ein Bewertungssystem für Neugeborene nach einem standardisierten Punkteschema. Seit seiner Einführung im Jahr 1952 hat es sich weltweit durchgesetzt. Das APGAR-Schema bietet den unschätzbaren Vorteil, dass mit ihm die fünf entscheidenden Kriterien für den Gesundheitszustand eines Neugeborenen zuverlässig überprüft werden können. Die Anfangsbuchstaben dieser Kriterien ergeben den Namen »APGAR«. Die Übereinstimmung mit dem Namen der Erfinderin ist rein zufällig und hatte bei der Einführung des Schemas den Sinn einer Eselsbrücke.

Gesundheitszustand

A = Atmung
P = Puls
G = Grundtonus (Muskelaktivität)
A = Aussehen (Hautfarbe)
R = Reflexaktivität (Fußsohlenreflexe, Schreien)

Die Punkteskala reicht hierbei von 0 (fehlende Merkmale) bis 2 (gut ausgeprägte Merkmale). Je mehr Punkte sich ergeben, desto besser ist der Gesundheitszustand des Kindes. Diese Untersuchung wird drei Mal, nämlich eine, fünf und zehn Minuten nach der Geburt, durchgeführt.

Punkteskala

Wenn der Kinderarzt seine Untersuchungen beendet hat und wenn alles in Ordnung ist, wird das Kind zu seiner Mutter gebracht. Da der Eingriff allerdings noch nicht abgeschlossen ist,

Steriler Verband

kann der Mann, der neue Vater, **das Kind halten** und es **seiner Partnerin zeigen**. Die Operation geht währenddessen zügig weiter. Der Arzt entfernt die Plazenta und verschließt danach die Gebärmutter und alle anderen entsprechenden Gewebeschichten wie im Kapitel »Kaiserschnitt – welche Arten und Methoden gibt es?« beschrieben. Abschließend wird die **Wunde mit einem sterilen Verband abgedeckt** – die Operation ist vorbei und damit die Arbeit für die Operateure beendet. Die Abdecktücher werden entfernt und die Frau wird vom OP-Tisch in ein normales Bett umgelagert.

Erfahrungsbericht

Erfahrungsbericht: primäre Sektio

Schon weit vor dem errechneten Entbindungstermin stellte sich bei den Routineuntersuchungen meines Gynäkologen heraus, dass wohl ein deutliches Größenmissverhältnis zwischen meinem Beckendurchmesser und der Größe meines Kindes bestand. Da eine normale Entbindung unter diesen Umständen wahrscheinlich nicht möglich gewesen wäre, riet mir mein Gynäkologe frühzeitig zu einem Kaiserschnitt.

Sehr gern hätte ich mein Kind auf normale Weise zur Welt gebracht und irgendwie stellte sich komischerweise ein Gefühl des Versagens ein. Während der Kurse zur Geburtsvorbereitung ergaben sich allerdings sehr häufig Gelegenheiten, mit Müttern zu reden, die entweder schon einen Kaiserschnitt hinter sich hatten oder bei denen ein solcher Eingriff geplant war. So bekam ich wenigstens das Gefühl, dass ich nicht allein mit diesem Problem dastand.

Nachdem definitiv klar war, dass ein Kaiserschnitt gemacht werden muss, berichtete mein Arzt ausführlich Schritt für Schritt darüber, wie die Operation ablaufen würde. Als er dann noch alle möglichen und unmöglichen Risiken ansprach, wurde mir doch etwas mulmig. Nach diesem Gespräch haben mir wiederum die erfahrenen »Kaiserschnittmütter« Mut zugesprochen und mich beruhigt.

Die restliche Zeit der Schwangerschaft verlief absolut problemlos und die Operation wurde für einen Dienstag angesetzt. Eine Woche vor dem Entbindungstermin besuchte ich noch einmal meinen Gynäkologen, um die notwendigen Voruntersuchungen durchführen zu lassen. Dabei nahm er mir Blut ab, kontrollierte die Herztöne des Kindes und machte eine Ultraschalluntersuchung.

Am Dienstag in aller Herrgottsfrüh begab ich mich dann also mit meinem Mann ins Krankenhaus. Die Klinik hatten wir uns schon lange vorher auf Empfehlung von »Leidensgenossinnen« ausgesucht. Beim Betreten der Klinik war uns schon etwas mulmig zumute. Wir wussten jetzt zwar genau, wie die Operation ablaufen würde und dass alle möglichen Komplikationen nur sehr selten auftreten. Dennoch beschäftigten uns viele Fragen: Wie werden die an der Operation beteiligten Menschen sein? Wie werden wir empfangen? Hat mit der Anmeldung eigentlich alles geklappt?

Die bürokratische Aufnahme im Krankenhaus lief äußerst professionell und unkompliziert ab. Mir wurde mein Zimmer zugewiesen und die Krankenschwestern halfen mir, mich für die Operation umzuziehen. Ein Arzt machte eine weitere Ultraschalluntersuchung und die Hebamme ein CTG. Kurz darauf wurde ich auch schon in den Operationsraum geschoben. Dort begrüßte mich der Narkosearzt, der mich noch einmal über die Periduralanästhesie aufklärte, die ich mir gewünscht hatte. Mein Mann war während dieser Zeit leider nicht bei mir, da er sich für die Operation »verkleiden« musste. Wir trafen uns erst im Operationsraum wieder. In seiner grünen OP-Kluft war er von den anderen beinahe nicht zu unterscheiden.

Dann ging eigentlich alles recht flott: Die Teilnarkose wirkte, plötzlich waren sehr viele Menschen um mich herum und ein Tuch wurde vor mein Gesicht gehängt. Mein Mann war in dieser Zeit bei mir und hat versucht mich zu beruhigen. Allerdings hatte ich manchmal den Eindruck, dass ich ihn beruhigen müsste. Nach kurzer Zeit sagte irgendjemand: »Herzlichen Glückwunsch zu Ihrem Sohn.« Und da hörte ich den Kleinen auch schon schreien. So schnell ging das, auf einmal war er da und wir hatten es irgendwie gar nicht richtig mitbekommen. Und dann sahen wir unser Kind zum ersten Mal: In ein Tuch eingewickelt, irgendwo zwischen medizinischen Geräten und Kabeln. Kurz darauf war er aber auch schon wieder weg, die Hebamme wollte ihn noch säubern, untersuchen und messen. Nach einigen Minuten konnte ich meinen Sohn dann endlich in die Arme nehmen und ihn erst einmal begrüßen. Diesen Moment werden wir wohl beide niemals vergessen. Die ganze Angst und Aufregung, aber auch das Versagergefühl fielen mit einem Mal von mir ab. Übrigens hat sich dieses Gefühl des Versagens bis jetzt nicht mehr eingestellt. Auch die immer wieder beschriebenen Probleme der erschwerten Kontaktaufnahme mit dem Kind sind bei mir nie aufgetreten. Vielleicht hatte ich auch das Glück, mich eine lange Zeit auf den Kaiserschnitt vorbereiten zu können.

In den nächsten Minuten beschäftigten wir uns beide mit unserem Sohn und dann war auch schon alles vorbei. Auf meinem Bauch war ein dickes Pflaster, aber so richtig flach war er noch nicht. Wieder auf der Station angekommen, übte unser Kleiner schon gleich das Stillen. Anfangs ging es noch etwas zäh, doch nach einer gewissen Zeit hat das dann prima geklappt.

Alles in allem: Werdende Mütter, die sich auf einen Kaiserschnitt vorbereiten, brauchen meiner Meinung nach keine Angst vor dem Eingriff zu haben.

Für den werdenden Vater ...

Die Anwesenheit des Vaters im Kreißsaal während der Geburt ist seit einigen Jahren glücklicherweise Normalität geworden. Aber wie verhält es sich, wenn ein Kaiserschnitt bevorsteht?

Einschneidendes Erlebnis

Nun, Väter sind auch nur Menschen, genauso wie die Mütter. Ein so einschneidendes Erlebnis wie die Geburt des Kindes ruft neben allen schönen Gefühlen und Glücksmomenten eben auch Ängste und Sorgen hervor. Und einige Väter sind während der Geburt offensichtlich emotional überfordert. Meistens sind es diejenigen, die sich während der Schwangerschaft nur wenig mit dem Thema Geburt befasst haben. Deswegen wissen sie nicht, was auf sie zukommt.

Besonderheiten bei einem Kaiserschnitt

Im Gegensatz zu einer normalen Geburt im Kreißsaal gelten im Operationssaal sehr strenge hygienische Richtlinien. Jeder, der einen Operationssaal betritt, egal ob Arzt, Hebamme werdende Mutter oder Vater, muss sich an die gleichen hygienischen Vorgaben halten. Das bedeutet, dass niemand einen Operationssaal mit Straßenkleidung betreten darf. Also müssen auch Sie als werdender Vater sich »verkleiden« und die übliche OP-Kleidung anlegen. In den OP-Umkleideräume bekommen Sie zudem spezielle Schuhe, mit denen Sie den Operationsraum betreten dürfen. Meist lässt es sich nicht vermeiden, dass Sie kurz von Ihrer Partnerin getrennt sind, während Sie sich vorbereiten und in den Operationssaal »eingeschleust« werden. Diese Prozedur dauert allerdings nur etwa fünf Minuten. Sicher ist jemand zur Stelle und hilft Ihnen beim Umkleiden. Wenn Sie den OP dann betreten, liegt Ihre Partnerin vielleicht schon auf dem Operationstisch und das Abdecken des Operationsfeldes hat bereits begonnen. Der beste Platz für Sie ist jetzt in Kopfnähe Ihrer Partnerin. So können Sie Ihr wirklich nahe sein und sie am besten unterstützen. Vermutlich wird Ihnen aber der Anästhesist einen geeigneten Platz zuweisen.

Übliche OP-Kleidung

Bester Platz

Wahrscheinlich haben Sie selbst die Atmosphäre in einem Operationssaal noch nie so bewusst erlebt wie jetzt. Falls Sie selbst schon einmal operiert worden sind, standen Sie vielleicht, als Sie im OP ankamen, schon unter dem Einfluss des Narkosemittels oder die Schlaftablette vom Vortag hat noch gewirkt. Allein diese ungewohnte, meist als bedrohlich empfundene Umgebung wirkt sehr beängstigend auf die werdenden Väter. Bestimmt haben Sie aber schon einen Arzt oder die Hebamme kennen gelernt und Vertrauen zu dieser Person gefasst. Sie können sich ruhig an sie wenden, wenn Sie irgendwelche Fragen haben.

Vertrauen

Der Eingriff

Und dann beginnt der Eingriff – für »Neulinge« im Operationssaal immer ein spannender Moment. Wahrscheinlich werden

Unterstützung

Sie am Kopfende hinter dem Abdecktuch sitzen oder stehen. Wenn Sie befürchten, dass Sie ohnmächtig werden, während Sie die Operation beobachten, dann bleiben Sie auch genau an diesem Platz und schauen Sie ganz einfach nicht hin. Ihre Partnerin braucht Sie jetzt vermutlich sowieso zur Unterstützung. Sie werden auch viele ungewohnte Geräusche hören, beispielsweise den schon beschriebenen Elektrokauter oder das schlürfende Geräusch des Absauggeräts. Sollte Ihnen schlecht werden, dann sagen Sie frühzeitig Bescheid, damit Sie jemand aus dem OP hinausbegleiten kann. Das ist übrigens kein Anzeichen von Schwäche! Auch beim Klinikpersonal kommt es hin und wieder vor, dass jemand während einer Operation umfällt. Selbst hart gesottene Ärzte sollen gerüchteweise schon während der Kaiserschnittentbindung ihres eigenen Kindes aus dem OP geführt worden sein. Scheuen Sie sich also nicht davor, sich einzugestehen, dass Sie den OP lieber verlassen wollen. Schließlich geht es ja jetzt um Ihre Liebsten.

Das Kind ist da!

Jetzt sind Sie Vater!

Nach kurzer Zeit ist es dann so weit: Bestimmt sagt Ihnen jemand vom OP-Team, dass der große Moment der Entbindung bevorsteht. Das Kind wird aus dem Bauch geholt, die Atemwege werden vermutlich kurz abgesaugt, die Nabelschnur wird durchtrennt und dann hören Sie es auch schon schreien. Jetzt sind Sie Vater!

Vermutlich gibt Ihnen die Hebamme das in ein warmes Tuch eingewickelte Kind auf den Arm und Sie beide können es erst einmal ausgiebig bestaunen. Ob Sie Ihr Baby zur weiteren Versorgung durch die Hebamme oder den Kinderarzt begleiten wollen, können Sie selbst entscheiden. Vielleicht wollen Sie jetzt auch bei Ihrer Frau bleiben.

Erklärungen der Eltern

In vielen Kliniken müssen Sie als Elternpaar Erklärungen für den Aufenthalt im OP unterschreiben: Die Mutter erklärt, dass sie die Anwesenheit des Vaters während der Operation ausdrücklich wünscht. Der Vater erklärt, dass er einverstanden ist, jederzeit ohne Angabe von Gründen aus dem Operationssaal

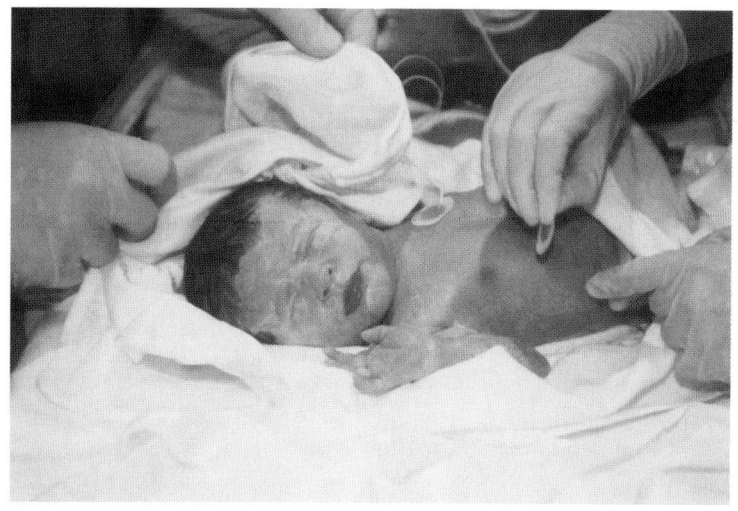

Per Kaiserschnitt erfolgreich ins Leben gestartet: Zur Erstversorgung muss das Baby kurz von der Mutter getrennt werden.

Hinweis

Der Aufenthalt im Operationssaal

- Befolgen Sie unbedingt alle Anweisungen, die Sie vom Klinikpersonal bekommen.
- Halten Sie sich von allen Geräten und Kabeln fern.
- Berühren Sie niemals Gegenstände, die auf blauen oder grünen Tüchern liegen: Das sind Instrumente, die steril sein müssen.
- Berühren Sie niemanden, der am Operationsfeld steht. Die Kittel sind ebenfalls steril.
- Wenn Sie merken, dass Ihnen übel wird, sagen Sie frühzeitig Bescheid.
- Falls Sie jemand bittet den OP zu verlassen, dann tun Sie das ohne Verzögerung: Erfahrenes OP-Personal sieht es den Vätern sozusagen an der Nasenspitze an, wenn sie kurz vor der Ohnmacht stehen.
- Fragen Sie nach, wenn Sie wissen möchten, was gerade passiert. Akzeptieren Sie aber bitte, dass die Antwort unter Umständen einige Minuten auf sich warten lässt, denn alle arbeiten jetzt hoch konzentriert.

Eindruck des Operations-erlebnisses

geschickt zu werden und dass er sich über seine Risiken, die aus dem Eindruck des Operationserlebnisses resultieren, im Klaren ist.

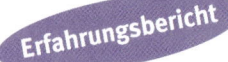

Erfahrungsbericht: Ein Vater erlebt einen Kaiserschnitt

Um acht Uhr morgens betreten wir in Begleitung der Hebamme die Operationsabteilung des Krankenhauses. Meine Frau wird in eine kleine Kammer geführt, in der es von medizinischen Geräten nur so wimmelt. Ich selbst muss in einen anderen Raum gehen um mich einzuschleusen. Ich hab zwar keine Ahnung, was das ist, aber es hört sich zumindest ungeheuer wichtig an. Zum Glück bin ich hier nicht alleine, zufällig ist ein Medizinstudent anwesend, der mir erklärt, was und wie ich alles anziehen soll. Grüner Kittel, Hose und Schuhe – alles kein Problem. Aber wie legt man einen Mundschutz an? Irgendetwas hinten verknoten, das hab ich sowieso noch nie gekonnt. Breit grinsend hilft mir der Student auch dabei.

Mit Haube und Mundschutz maskiert betrete ich die heiligen Hallen. So sieht es also in einer Operationsabteilung aus. Irgendein anderer maskierter Mensch führt mich in einen kleineren Raum zu meiner Frau. Um sie herum stehen bereits viele andere grünmaskierte Menschen und sie scheinen alle ungeheuer beschäftigt. Meine Frau liegt auf einer fahrbaren Liege, mit einem weißen Flügelhemd bekleidet und mit mehreren Kabel versehen. Ist da vielleicht etwas schief gelaufen? »Alles in bester Ordnung!«, versichert mir irgendeine grün gekleidete Frau. War das etwa unsere Hebamme?

Jetzt geht's in den Operationssaal: Dort sind noch mehr Leute, die ebenfalls sehr geschäftig sind. Einige von ihnen beschäftigen sich jetzt mit irgendwelchen Dingen an meiner Frau. Eine Person, die sich als Anästhesist vorstellt, schickt mich in den hintersten Winkel des Raums neben den Papierkorb, damit ich nichts unsteril mache. Dort warte ich also gehorsam einige Minuten, bis ich die Erlaubnis bekomme, dass ich zu meiner Frau gehen darf. Ihr Bauch ist jetzt beinahe nicht mehr zu sehen, wir beide werden hinter ein großes grünes Tuch verbannt. Die Sicht auf das Operationsgebiet ist endgültig versperrt. Irgendwie bin ich deswegen ja schon erleichtert.

Der Narkosearzt gibt sein O. K. für den Beginn der Operation und erzählt uns einen Medizinerwitz, den ich allerdings nicht verstehe. »Macht nichts«, meint er und wendet sich wieder seinen Geräten zu. Meine Frau hält meine Hand und während ich noch über den Witz grüble, gratuliert uns irgendjemand zu unserer gerade eben geborenen Tochter. Scheinbar bin ich Vater geworden. Und weh getan hat es auch nicht! Völlig überrumpelt bekomme ich von der Hebamme unsere Tochter in den Arm gedrückt. Auch die Hebamme gratuliert uns. Ob ich denn zur Untersuchung mitkommen möchte, fragt sie mich und meine Frau antwortet für mich mit einem Kopfnicken. Mit weichen Knien verlasse ich mit den beiden den Operationssaal. Mein Kind gebe ich vorsichtshalber wieder der Hebamme. Diese scheint mit unserer Tochter irgendwelche Sachen zu machen, die ihr nicht gefallen. Jedenfalls schreit sie wie am Spieß. Anscheinend muss das so sein, denn die Hebamme und die inzwischen dazugekommene Kinderärztin sind hochzufrieden. Ich bekomme das Baby wieder und wir gehen zurück in den Operationssaal. Ich bringe die Kleine zu meiner Frau, die sie gleich in die Arme nimmt. Scheinbar ist die Operation jetzt auch zu Ende, denn das große Tuch vor unserer Nase wird abgebaut. Meiner Frau und meiner Tochter geht es gut. Mir auch.

Im Aufwachraum beim Stillen meint meine Frau, ich wäre sehr tapfer gewesen …

»Not-Kaiserschnitt«

Während des Geburtsvorgangs kann es passieren, dass die Entscheidung für einen Kaiserschnitt sehr schnell und plötzlich getroffen werden muss. Meist ist die Ursache dafür ein drohender Sauerstoffmangel für das Kind, der eine akute Gefährdung für das Kind darstellt. Eine weitere Notwendigkeit für einen Notkaiserschnitt ergibt sich beim Auftreten von starken vaginalen Blutungen. Manchmal können derartige Situation so dramatisch sein, dass nur noch eine so genannte Notsektio in Frage kommt. Und dann muss alles sehr rasch gehen. Das Ziel da-

Akute Gefährdung

bei ist es, das Kind so schnell wie möglich zu »holen« – eben per Kaiserschnitt.

Vollnarkose

Bei einer echten Notsektio können die Verfahren der Lokalanästhesie nicht angewendet werden, da die Wirkung viel zu langsam eintritt. Als Anästhesieverfahren bleibt nur die Vollnarkose. Wenn die Schwangere erfährt, dass völlig ungeplant ein Kaiserschnitt durchgeführt werden muss, wird ihr das sicher Angst machen. Zudem wird auch die Atmosphäre im Kreißsaal deutlich angespannter werden. Sollten Sie davon betroffen sein, dann verlieren Sie auf keinen Fall die Nerven. Sie oder Ihr Partner können ruhig nachfragen, was denn jetzt eigentlich alles passieren wird. Allerdings kann es sein, dass die Hebammen und Ärzte in einer solchen Situation nicht viel Zeit haben, sich mit Ihren Fragen eingehender zu befassen, da sie alles Nötige vorbereiten müssen.

Jetzt muss es schnell gehen!

Vorkehrungen für die Operation

In den meisten Kliniken ist eine solche notfallmäßige Kaiserschnittoperation binnen weniger Minuten durchführbar. Die Schwangere wird dann schnell in den Operationsraum gebracht, wo schon der Anästhesist auf sie wartet. Während er die Narkose einleitet, werden alle Vorkehrungen für die Operation getroffen. Ein eingespieltes Team schafft es in kürzester Zeit alles vorzubereiten. Bis die Patientin richtig realisiert, was jetzt eigentlich vor sich geht, wird sie schon eingeschlafen sein. Wenn sie wieder aufwacht, haben die Operateure schon das Kind aus dem Mutterleib geholt und ihr Partner sitzt schon mit dem Neugeborenen neben dem Bett. Eine echte Notsektio erfordert sehr schnelles und professionelles Handeln, um die Gefahr für Mutter und Kind möglichst gering zu halten. Es bleibt wenig Zeit für lange Erklärungen, alle vorherigen Pläne und Vorstellungen müssen verworfen werden. Allerdings ist ein solches Vorgehen nur dann gerechtfertigt, wenn es wirklich um Minuten geht.

Im Notfall darf der Vater nicht dabei sein

Um den reibungslosen Ablauf der Operation nicht zu stören, kann es gut möglich sein, dass der Partner bei der Operation nicht dabei sein darf. Bitte haben Sie in einem solchen Fall Verständnis. Wenn es irgendwie möglich ist, sorgen viele Kliniken dafür, dass sich während der Operation jemand um den Partner kümmert und ihn immer wieder mit Informationen versorgt. Derartige notfallmäßigen Kaiserschnitte kommen zwar selten vor, aber dies kann auch durch die besten Vorsorgeuntersuchungen niemals ausgeschlossen werden.

Reibungsloser Ablauf

Lassen Sie sich nach der Operation alles genau erklären

Wenn Sie eine Notsektio hinter sich haben, dann bitten Sie Ihre Hebamme darum, mit Ihnen über dieses Ereignis zu reden. Ein solches Gespräch wird Ihnen und Ihrem Partner sicher dabei helfen, die dramatische Situation besser zu verstehen und zu verarbeiten. Wichtig ist, dass Sie nach dem Eingriff sicher sind, dass alles getan wurde, um Ihnen zu helfen und damit es Ihnen und Ihrem Kind gut geht.

Dramatische Situation

Erfahrungsbericht: Meine Tochter kam per Notsektio zur Welt

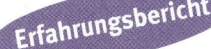
Erfahrungsbericht

Meine Tochter kam 1996 zur Welt. Sie ist jetzt also fünf Jahre alt und völlig gesund. Die Schwangerschaft selbst verlief ohne Probleme, alle Voruntersuchungen waren in Ordnung. Als die Wehen einsetzten, fuhren mein Mann und ich in die Klinik, die wir uns schon vorher ausgesucht hatten. Der Kreißsaal und einige Hebammen waren uns also schon bekannt. Kurz nach der Aufnahme betraten wir den Kreißsaal. Hier schloss mich die Hebamme an das CTG an. Schon bald darauf platzte die Fruchtblase, die Geburt schien also ganz normal zu verlaufen. Allerdings bewegte sich meine Tochter trotz heftigster Wehen nur äußerst langsam durch den Geburtskanal. Immer wieder kam es zum Stillstand und immer wieder ging es dann doch weiter.

Irgendwann entschloss ich mich dazu, mir einen Periduralkatheter legen zu lassen. Nach 28 Stunden im Kreißsaal mit Wehen verließen mich dann endgültig die Kräfte. Der Kreislauf spielte nicht mehr mit, ich bekam nur noch schlecht Luft. Die Herztöne meiner Tochter wurden laut CTG immer langsamer und der Verlauf der Geburt wurde für uns beide bedrohlich. Während dieser ganzen Zeit war mein Mann im Kreißsaal anwesend und hat mich nach Kräften unterstützt. Nachdem den Ärzten und der Hebamme klar geworden war, dass endgültig ein Stillstand vorlag, wurde die Entscheidung für einen Kaiserschnitt getroffen. Von diesem Moment an ging alles sehr schnell. Irgendjemand sagte mir, dass jetzt der Kaiserschnitt durchgeführt werden muss, dann ging es auch schon in Richtung Operationssaal. Auf dem Weg dorthin klärte mich der Arzt kurz über die möglichen Risiken auf, das war es dann aber auch schon. Alle Beteiligten waren plötzlich äußerst professionell bei der Sache, es fiel kein unnötiges Wort. Um meine Ängste hat sich in dieser Phase leider niemand gekümmert.

Die Narkose für die Operation erfolgte über den Periduralkatheter. Bis ich so richtig realisiert hatte, was im Operationssaal eigentlich passierte, hörte ich schon ein gurgelndes Geräusch, gefolgt von dem Schrei eines Babys: Meine Tochter war offensichtlich gesund zur Welt gekommen. Nach der Untersuchung durch den Kinderarzt wurde sie mir auch gleich gegeben und wir durften die ganze nächste Zeit zusammenbleiben. Alles in allem war das Schlimmste bei dieser ganzen Angelegenheit das Gefühl des Ausgeliefertseins, als ich dann aber meine Tochter in den Armen hielt, war ich sehr glücklich und erleichtert.

Kurz nach der Operation

Jetzt, kurz nach der überstandenen Operation werden Sie zum ersten Mal wieder richtig durchatmen können. Sie haben es geschafft: Ihr Kind ist da. Wahrscheinlich wird es gerade schlafen oder vielleicht ist es auch zur Untersuchung beim Kinderarzt. Sie selbst werden Ihren Bauch bestaunen, der jetzt wieder flach und mit einem großen Pflaster verbunden ist. Schmerzen treten in dieser Phase kaum auf, da immer noch die Teilnarkose wirkt. Am Arm befindet sich weiterhin die Kanüle mit der an-

Kaum Schmerzen

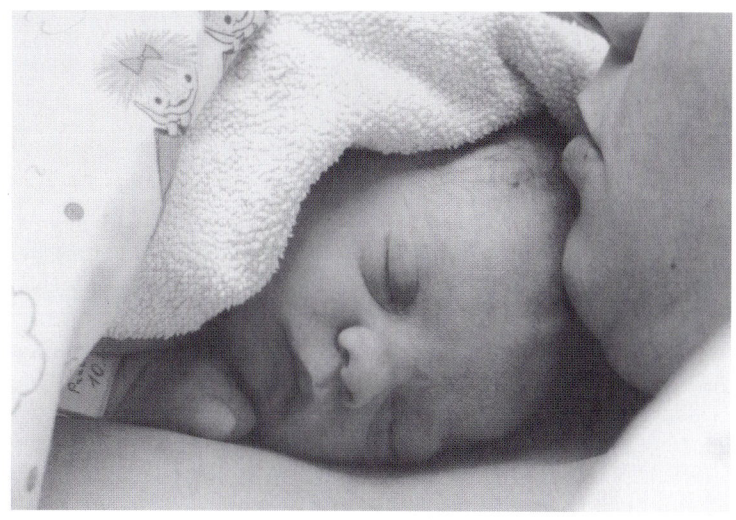

Kurz nach der Kaiserschnittentbindung: Der erste intensive Kontakt zwischen Mutter und Kind findet statt.

geschlossenen Tropfinfusion, über die Sie mit Flüssigkeit versorgt werden.

So oder ähnlich werden Sie die ersten Stunden nach dem Eingriff erleben. In vielen Kliniken schließt sich an die Operation ein kurzfristiger Aufenthalt in einer Wachstation oder einem Aufwachraum an. Und damit verändert sich wieder die Atmosphäre. Meist sind hier andere Ärzte zuständig als während der Operation. Ihr Operateur wird höchstwahrscheinlich nach einigen Stunden zur Visite vorbeischauen. Auch die Hebamme kommt jetzt sicher immer wieder bei Ihnen vorbei, um Ihnen mit Rat und Tat zur Seite zu stehen.

■ Tipp

Wenn Mutter und Kind die Operation gut überstanden haben, ist es möglich, dass sie auch im Aufwachraum zusammenbleiben. Allerdings dürfen beide jetzt nicht überstrapaziert werden. Daher sollte unbedingt jemand anwesend sein, der sich mit dem Kind beschäftigt. Im allerbesten Falle ist es der Vater, der sich mit um das Neugeborene kümmert.

Weiterversorgung nach dem Eingriff

Im Aufwachraum oder auf der Wachstation

Schnittstellen

Der Aufwachraum oder auch die Wachstation sind Schnittstellen zwischen dem Operationssaal und der Normalstation. Hier geschieht die Weiterversorgung der Patienten nach einem Eingriff. Die kontinuierliche Kreislaufüberwachung, die bereits während der Operation stattgefunden hat, kann an dieser Stelle lückenlos weitergeführt werden. Die Patienten stehen unter Aufsicht von speziell geschultem Personal, außerdem ist hier die postoperative Schmerzbehandlung wesentlich einfacher durchzuführen.

Unter Aufsicht

Zumindest während der ersten Stunden nach dem Kaiserschnitt stehen Sie – auch wenn Sie es nicht bemerken – unter intensiver Überwachung. Selbst die kleinsten Veränderungen fallen sofort auf und es kann dementsprechend eingegriffen werden. So können eventuell auftretende Nachblutungen oder Kreislaufprobleme schnell erkannt und behoben werden. Immer wieder wird zusätzlich die Stärke der Nachblutung und durch Abtasten des Bauchs das Zusammenziehen der Gebärmutter kontrolliert.

Vaginale Blutung

Eine vaginale Blutung nach der Kaiserschnittoperation ist normal. Sie sollte aber nicht stärker sein als nach einer vaginalen Geburt oder als eine starke Regelblutung. Es kann aber auch sein, dass ein paar Blutstropfen durch den Wundverband dringen. Das ist ebenfalls kein Grund zur Beunruhigung. Meist entstehen kleine Nachblutungen, weil sich nach der Operation sehr feine Blutgefäße noch nicht wieder ganz verschlossen haben. Manchmal verursachen auch abrupte Bewegungen, zum Beispiel bei einem Husten oder Nieser, ganz kleine Eröffnungen schon verschorfter, geronnener Gebiete. Das ist alles ganz normal und wenn Sie darüber Bescheid wissen, wird der Schreck bei solchen Ereignissen gering bleiben.

Essen und Trinken nach der Operation

Nach jeder Bauchoperation – auch der Kaiserschnitt ist eine – muss nach der Operation für eine gewisse Zeit auf feste Nahrung verzichtet werden. Der Grund dafür ist die unvermeidliche Irritation des Verdauungstrakts durch den Eingriff selbst, aber auch durch die Narkose. Der Darm braucht nach einer solchen Operation eine gewisse Zeit, bis er wieder in der Lage ist, die Nahrung zu transportieren und dem Stoffwechsel zugänglich zu machen. Wenn nun zu früh Nahrung aufgenommen wird, kann es passieren, dass sich der Speisebrei im Magen und oberen Darmtrakt staut. Die Folge davon wäre Übelkeit mit Erbrechen, manchmal aber auch eine bedrohliche Verstopfung.

Feste Nahrung

Trinken ist manchmal erlaubt

Aus diesem Grund sollten Sie nach dem Kaiserschnitt nichts essen. Gegen geringe Trinkmengen ist aber – in Absprache mit dem Narkosearzt – meist nichts einzuwenden. Obwohl dem Körper über die Verweilkanüle in der Vene im Arm ausreichend Flüssigkeit zugeführt wird, kommt es sehr oft zu einer Austrocknung der Mundschleimhaut und damit zu einem sehr starken Durstgefühl. In vielen Kliniken werden für dieses eher lästige Symptom extra produzierte Wattestäbchen, die mit einer Glycerin-Zitronen-Lösung getränkt sind, bereitgehalten. Diese Stäbchen können Sie wie einen Lutscher verwenden und damit ist das Durstgefühl zumindest fürs Erste etwas gelindert. Manchmal hilft aber auch eine Mundspülung mit Wasser für kurze Zeit.

Geringe Trinkmengen

6. Die ersten Tage nach der Geburt in der Klinik

Nachsorge und Vorsorge

In vielen Kliniken kommt die Frau bereits am Ende des ersten Tages nach der Operation auf eine normale Station. Oftmals werden vorher der Periduralkatheter und auch die Infusion entfernt. Der Dauerkatheter dagegen bleibt in der Regel so lange liegen, bis der am Rücken befindliche Zugang für die lokale Betäubung entfernt wird. Auch die Verweilkanüle bleibt noch einen weiteren Tag liegen. Dies dient zu Ihrer Sicherheit. Zwar sind Komplikationen, die längere Zeit nach dem Eingriff auftreten, extrem selten, aber sie kommen dennoch immer wieder vor. Meist handelt es sich dabei um Kreislaufprobleme durch Flüssigkeitsmangel, die am effektivsten und schonendsten therapiert werden können, indem Flüssigkeit mittels Infusion zugeführt wird. Ist die Kanüle schon vorhanden, beschleunigt dies die Therapie natürlich beträchtlich. Die Einschränkung durch die Kanüle selbst ist dabei eher gering. Sollten Sie allerdings Schmerzen nahe der Einstichstelle verspüren, melden Sie dies dem Pflegepersonal. Es sorgt dann dafür, dass sich an der Punktionsstelle keine Infektion entwickeln kann. Vielleicht wird die Kanüle dann gezogen oder an einer anderen Stelle eine neue gelegt. Die Entscheidung darüber trifft der jeweils betreuende Arzt.

Zur Sicherheit

Antithrombosestrümpfe

Die so genannten Antithrombose-, auch Antiemboliestrümpfe genannt, sind neben der medikamentösen Therapie ein wichtiger Bestandteil der postoperativen Thromboseprophylaxe. Eine Thrombose ist der Verschluss eines Blutgefäßes durch ein Blutgerinnsel (Thrombus). Derartige Gefäßverschlüsse können bei jungen und gesunden Patienten nach einer Operation ebenfalls auftreten. Die Hauptgründe dafür sind veränderte Kreislaufverhältnisse (meist ein zu niedriger Blutdruck) und die plötzliche, über längere Zeit einzuhaltende Bettruhe, die mit Bewegungs-

Wichtiger Bestandteil

einschränkungen verbunden ist. Beides führt dazu, dass die Strömungsgeschwindigkeit in den Blutgefäßen der Beine abnimmt und somit die Bildung eines Blutgerinnsels, das sich dann an der Gefäßwand festsetzt, eher möglich ist. Die große Gefahr dabei liegt darin, dass sich dieser Thrombus plötzlich loslösen und über das Blutgefäßsystem in die Lunge eingespült werden kann. Man spricht in einem solchen Fall von einer Lungenembolie. Die Antithrombosestrümpfe können durch ihre Elastizität die Beinvenen so stark komprimieren, dass das Blut mit beinahe normaler Geschwindigkeit hindurchfließt. Die Gefahr, dass sich Thromben bilden, verringert sich somit deutlich. So lange Sie also mehr Zeit im Bett verbringen als Sie umherlaufen, sollten Sie diese Strümpfe unbedingt tragen. Achten Sie auch darauf, dass sie korrekt angelegt sind. Das Pflegepersonal wird Ihnen dabei sicher helfen. Als weitere Maßnahmen zur Thromboseprophylaxe werden heute standardmäßig die medikamentöse Therapie mit gerinnungshemmenden Substanzen (vor allem Heparin) und die Frühmobilisation nach einer Operation angewendet. Alle diese Maßnahmen haben in den letzten Jahren dazu geführt, dass Thrombosen und Lungenembolien sehr viel seltener auftreten.

Bildung eines Blutgerinnsels

Die Antithrombosestrümpfe werden Sie noch einige Tage tragen müssen. Wie schon erwähnt, erhalten die meisten Frauen ein Medikament mit dem Wirkstoff Heparin, das die Bildung von Thrombosen (Blutgerinnseln) verhindert. Dieses wird mit einer Spritze in das Unterhautfettgewebe injiziert und wirkt recht zuverlässig. Die Injektion selbst ist eher unangenehm und gewöhnungsbedürftig als schmerzhaft. Doch da die Thrombosegefahr nach einer Bauchoperationen erhöht ist, muss eine solche Gerinnungshemmung durchgeführt werden.

Wirkstoff Heparin

Der Mutter-Kind-Kontakt

Vor allem in den ersten Stunden nach dem Eingriff werden sich Ihnen die Vorteile einer Periduralanästhesie offenbaren. Zum einen können, wenn sich nach der Operation ein Wundschmerz einstellen sollte, problemlos weitere Schmerzmedikamente in den bereits liegenden Periduralkatheter injiziert wer-

Wundschmerz

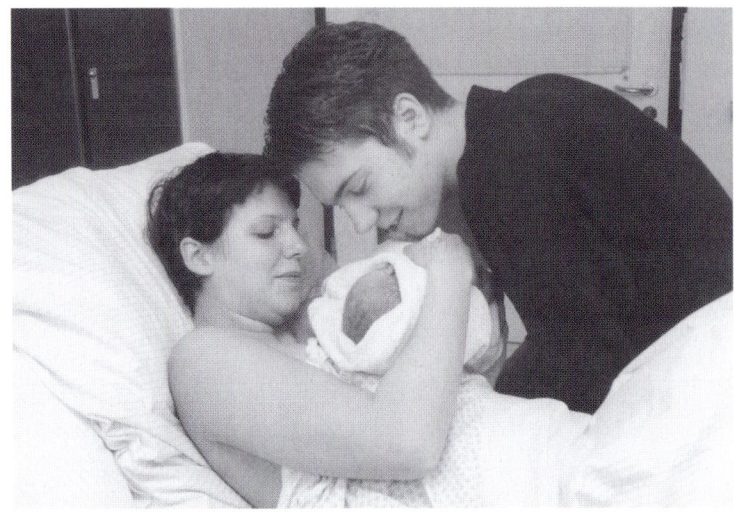

Die Untersuchungen und die Erstversorgung sind abgeschlossen: Das Familienleben kann nun beginnen.

den. Zum anderen – und das ist für Sie vielleicht zumindest jetzt interessanter – kann sich die Mutter nach einer Teilnarkose an jede Einzelheit gut erinnern, während nach einer Vollnarkose der erste Kontakt mit dem Kind in einem Dämmerzustand erlebt und deswegen auch oft wieder vergessen wird. Für den Aufbau der Mutter-Kind-Bindung ist das bewusste Erleben der ersten Kontaktaufnahme günstig, da diese bereits direkt nach der Geburt passiert.

Beginn des Familienlebens

Für die Mutter und das Kind, aber auch für den Vater stellen diese ersten Minuten des Familienlebens ein absolut prägendes Ereignis dar.

Der Start ins Leben mit Muttermilch

Um den Mutter-Kind-Kontakt zu verstärken und dem Saugreflex des Kindes nachzugeben, kann das Kind schon jetzt an die Brust gelegt werden. Die Brust ist noch nicht mit der eigentlichen Muttermilch gefüllt, sondern mit der so genannten Vormilch (Kolostrum). Sobald das Kind das Saugen ein wenig geübt hat, ist es in der Lage, diese Vormilch aufzunehmen. Sie enthält Vitamine, schützende Antikörper und regt den kindlichen Magen zur Säurebildung an. Als weiterer günstiger Aspekt des frühzeitigen Anlegens an die Brust kommt hinzu, dass durch das Saugen bei der Mutter das Hormon Oxytocin freigesetzt wird. Dieses löst ein weiteres Zusammenziehen der Gebärmutter aus – ein sehr wünschenswerter Vorgang, da die Nachblutungsgefahr sich damit erheblich verringert.

Wünschenswerter Vorgang

Worauf muss ich beim ersten Stillen achten?

Schon zu Beginn der Schwangerschaft verändern sich die Brüste der Frau. Daher gilt es als eines der ersten Anzeichen für eine Schwangerschaft, wenn die Brüste spannen und empfindlicher werden. Die Brüste wachsen während der Schwangerschaft um ein bis zwei BH-Größen an. Darüber hinaus vergrößern und verdunkeln sich die Brustwarzen sowie der sie umgebende Warzenhof, da diese während der Schwangerschaft stärker durchblutet werden. Die Hormone Östrogen und Progesteron sorgen dafür, dass während der Schwangerschaft noch keine Milch produziert wird. Erst nach der Entbindung sinkt der Spiegel dieser beiden Hormone rapide ab.

Jetzt heißt es, das Neugeborene so früh wie möglich an die Brust zu legen, damit die Milchproduktion einsetzen kann. Durch das Saugen des Babys werden Impulse zum Gehirn geschickt, die wiederum die Ausschüttung anderer Hormone anregen. Prolaktin und Oxytocin sind dafür verantwortlich, dass der Milchfluss eintritt. Das Hormon Oxytocin hat außerdem noch eine weitere sehr wichtige Aufgabe: Es sorgt dafür, dass sich beim Stillen die Gebärmutter, die durch die Schwangerschaft sehr stark gedehnt wurde, wieder zusammenzieht. Darüber hinaus wird dieses Hormon für die sich entwickelnde Mutter-Kind-Beziehung verantwortlich gemacht, da es die zärtlichen und beschützenden Gefühle der Mutter dem Kind gegenüber noch verstärkt.

Milchfluss

Wenn es nicht gleich klappt

Besonders beim ersten Kind treten häufiger Stillprobleme auf. Lassen Sie sich dann von der Hebamme oder den Säuglingsschwestern helfen. Geben Sie bei eventuellen Schwierigkeiten

■ Die Vormilch

Die Vormilch fließt schon kurz nach der Geburt. Sie ist die reichhaltigste Milch, versetzt mit allen Nährstoffen, die das Kind benötigt. Sie enthält große Mengen Eiweiß, reichlich Vitamine und viele verschiedene Schutz- und Abwehrstoffe, die das Kind in den ersten Tagen seines Lebens schützen. Diese Vormilch ist für das Baby leicht verdaulich, trainiert sein Verdauungssystem und regt dadurch auch den ersten Stuhlgang an. Die Übergangsmilch bildet sich ab dem zweiten oder dritten Tag nach der Geburt. Sie ist vor allem reich an Fett und Kohlenhydraten, denn das Neugeborene braucht jetzt schon deutlich mehr Kalorien. Ab dem zehnten Tag steht die reife Muttermilch zur Verfügung. Diese ist anfangs leicht wässrig-blau und dient eher dazu, dass das Baby seinen Durst stillen kann. Da die fetthaltigere, eiweißreiche und kalorienreiche Milch erst nach fünf bis zehn Minuten fließt, sollte das Kind länger an einer Brust bleiben, bevor die Brust auf der anderen Seite an der Reihe ist.

Reife Muttermilch

bitte nicht zu schnell auf. Wichtig ist, dass das Baby beim Stillen nicht nur die Brustwarze in den Mund nimmt, sondern auch einen Teil des Warzenhofs mit umschließt. Auf diese Weise wird die Brust besser entleert. Es gibt für Sie und Ihr Kind wirklich nichts Besseres als das Stillen. Die Milch hat immer die richtige Zusammensetzung und ist daher für das Baby sehr gesund. Sie enthält alle Schutz- und Abwehrstoffe in optimaler Menge und Mischung. Viele Studien haben eindeutig ergeben, dass gestillte Kinder weniger infektanfällig sind. Zudem besteht für gestillte Kinder ein wesentlich geringeres Risiko, dass sie an einer Allergie leiden werden. Auch der Körperkontakt beim Stillen ist für Mutter und Kind in Hinblick auf die zukünftige gute Beziehung sehr wichtig. Heutzutage wird eine Stillzeit von mindestens drei Monaten, besser noch sechs oder länger empfohlen.

Richtige Zusammensetzung

Achten Sie auch auf Ihre Ernährung

Während der Stillzeit brauchen Sie deutlich mehr Kalorien als üblich, weil das Baby seine Nährstoffe über die Muttermilch bezieht. Daher müssen Sie weiterhin auf eine ausgewogene und

Mehr Kalorien

96

reichhaltige Ernährung achten. Sie sollten allerdings nichts Blähendes essen, da dann auch das Baby Blähungen bekommt. Verzichten Sie weitgehend auf Zitrusfrüchte, da diese einen wunden Po beim Baby auslösen können. Beobachten Sie, wie Ihr Baby auf Ihren Speiseplan reagiert und bedenken Sie, dass dies bei jedem Kind ganz unterschiedlich sein kann. Es gibt dafür keine feste Regeln, lassen Sie sich also nicht verrückt machen. Weiterhin sind der Konsum von Zigaretten und Alkohol noch absolutes Tabu. Auf die Einnahme von Medikamenten ohne Rücksprache mit Ihrem behandelten Arzt sollten Sie unbedingt verzichten.

Wunder Po

▪ Tipp

Kein Besuch kurz nach der OP

Kurz nach der Operation sollten Sie keinen Besuch empfangen, nur der Vater des Kindes sollte jetzt bei Ihnen sein. Denn jeder weitere Besuch führt nur zu unnötigen Anstrengungen und in den meisten Fällen steht der Mutter danach jetzt noch gar nicht der Sinn.

Unnötige Anstrengungen

Vom Aufwachraum zur Wochenbettstation

Wenn alles in Ordnung ist und keine Komplikationen mehr zu erwarten sind, werden Sie auf die normale Wochenbettstation verlegt. Die Verlegung findet entweder noch am Tag der Operation selbst oder nach einer Nacht in der Wachstation statt. Diese Entscheidung hängt davon ab, wie es Ihnen geht und wann die Operation durchgeführt wurde. Primäre Kaiserschnitte finden meistens vormittags statt, sekundäre dagegen zu jeder Tages- und Nachtzeit. Sie kommen also wieder in eine neue Umgebung und sind von anderem Personal umgeben. Der Operateur macht seine Visite und inspiziert die Wunde nochmals. Dabei überprüft dieser die Kontraktion der Gebärmutter, indem er Ihren Bauch abtastet, und auch die Stärke der Blutung. Während der Visiten werden zudem die aktuellen Laborbefunde der letzten Blutentnahmen sowie die dokumentierten Kreis-

Neue Umgebung

laufwerte diskutiert. Anschließend fällt die Entscheidung, ob noch zusätzliche Medikamente oder eventuell eine weitere Therapie nötig sind.

Schmerzen erdulden muss nicht sein

Sagen Sie frühzeitig Bescheid

Nachdem der Periduralkatheter entfernt wurde, kann es sein, dass nach und nach Schmerzen einsetzen. Sagen Sie dem Pflegepersonal frühzeitig Bescheid, wenn Sie diese spüren. Auch für die Stillzeit gibt es eine ganze Reihe von Schmerz stillenden Substanzen, die hochwirksam sind und Ihr Kind nicht belasten. Nach dem ersten postoperativen Tag dürfen Sie vielleicht auch schon etwas mehr trinken und sogar eine Kleinigkeit essen. Sprechen Sie dies aber immer erst mit dem Arzt ab.

Betreuung von Mutter und Kind

Betreuung von Mutter und Kind

Auf der Wochenstation werden sich sehr erfahrene und spezialisierte Krankenschwestern um Sie kümmern, die ganz genau wissen, wie schwer Ihnen jeder Handgriff so kurz nach der Operation fällt. Sicher werden sie Sie in allen Dingen unterstützen. Wie die eigentliche Betreuung von Mutter und Kind nach dem Kaiserschnitt organisiert ist, hängt jeweils von der Klinik ab. So gibt es Kliniken, die in der Nähe der Wochenstation einen eigenen Bereich mit Personal für die Neugeborenen geschaffen haben, in anderen dagegen kümmert sich das Pflegepersonal gleichermaßen um Mutter und Kind.

Rooming-In

In beiden Fällen hat sich weitgehend das so genannte Rooming-In, also die Unterbringung von Mutter und Kind im gleichen Raum, durchgesetzt. Fall Sie sich jedoch noch nicht in der Lage fühlen sollten, sich schon um Ihr Kind zu kümmern, so haben Sie immer die Möglichkeit, Ihr Kind vorübergehend in die Obhut des Pflegepersonals zu geben. Dies wird darauf achten, dass das Kind zu Ihnen gebracht wird, wenn es Hunger hat und gestillt werden muss.

Die erste Nacht nach der Operation

Manche Frauen schlafen nach dem aufregenden Tag sehr gut, andere finden dagegen keinen Schlaf und sehen immer wieder unruhig oder ungläubig staunend nach dem Kind. Wieder andere leiden auch sehr stark unter dem Wundschmerz. Scheuen Sie sich nicht davor, sich ein Schmerzmittel geben zu lassen, denn es ist für Sie jetzt wichtiger, ein paar Stunden zu schlafen, als übermüdet dem Schmerz trotzen zu wollen.

Schmerzmittel

In vielen Kliniken läuft auch heute noch der Tag nach einem eingefahrenen Schema ab. Die Tendenz geht aber zumindest bei der Versorgung von Wöchnerinnen und Säuglingen dahin, der jeweiligen Situation Rechnung zu tragen. Das übliche routinemäßige frühe Wecken zum Fieber- und Blutdruckmessen oder zum Bettenmachen sollte eigentlich der Vergangenheit angehören, ist aber leider noch sehr oft zu finden.

Das erste Aufstehen nach der OP

Obwohl Sie in den ersten Tagen nach der Operation sicher Wundschmerzen verspüren werden, sollten Sie trotzdem aufstehen. Unternehmen Sie zumindest den ersten Versuch aber bitte nicht allein, selbst wenn Sie sich »topfit« fühlen. Bitten Sie jemanden vom Pflegepersonal darum, Ihnen behilflich zu sein. Gerade nach dem ersten Aufstehen kann es passieren, dass der Blutdruck kurz darauf schnell absinkt und es Ihnen »schwarz vor Augen« wird. Als Folge könnten Sie kollabieren und sich dabei verletzen. Besser ist es, den Kreislauf wieder langsam an die Belastung zu gewöhnen. Beim zweiten oder dritten Mal werden Sie sich schon viel sicherer fühlen. Außerdem kennt das Pflegepersonal eine ganze Reihe hilfreicher Tricks, um das Aufstehen nach einer Bauchoperation für die Patientin so schmerzfrei wie möglich zu gestalten.

Erster Versuch

Hilfreiche Tricks

Tipps

Aufstehen nach der Operation

- Vergewissern Sie sich, dass Sie Ihre Antithrombosestrümpfe tragen und das diese auch korrekt anliegen.

- Vermeiden Sie beim Aufstehen, dass Sie sich im Bett aufrecht hin setzen, da sich dabei die Bauchmuskulatur schmerzhaft anspannt.
- Rutschen Sie bis zur Bettkante.
- Drehen Sie sich langsam auf die Seite.
- Lassen Sie Ihre Beine aus dem Bett gleiten.
- Unterstützen Sie den Oberkörper mit einem Arm, bis Sie in gebeugter Haltung sitzen.

Pause

- Machen Sie jetzt eine Pause, damit der Kreislauf auf die Umverteilung der Körperflüssigkeit reagieren kann.
- Atmen Sie einige Male bewusst tief durch.
- Falls Ihnen schwindlig wird, brechen Sie den Aufstehversuch ab und lassen Sie sich wieder seitlich zurück ins Bett fallen.
- Suchen Sie mit den Füßen den Kontakt zum Fußboden. In einigen Kliniken gibt es mittlerweile höhenverstellbare Betten: Lassen Sie sich das Bett vom Pflegepersonal auf die für Sie richtige Höhe einstellen.
- Wenn Sie Bodenkontakt haben, strecken Sie die Beine durch und unterstützen Sie den Oberkörper, indem Sie sich an der Bettumrandung aufstützen.
- Wenn Sie stehen, atmen Sie nochmals tief und bewusst durch.

Spielen Sie nicht die Heldin!

Spielen Sie nicht die Heldin! Wenn Ihnen schwindlig wird oder Sie Schmerzen spüren, dann brechen Sie das Aufstehen ab und lassen Sie sich vom Pflegepersonal helfen. Da die Schwindelgefühle bei den ersten Aufstehversuchen durch einen plötzlich auftretenden zu niedrigen Blutdruck ausgelöst werden, sollten Sie prinzipiell viel Flüssigkeit zu sich nehmen.

Vorbeugung durch frühes Aufstehen

Das möglichst frühe Aufstehen nach dem Eingriff ist darüber hinaus eine höchst effektive Vorbeugung gegen eine weitere Komplikation, die nach einer Bauchoperation auftreten kann, nämlich eine Lungenentzündung (Pneumonie). Da sich die Patientin nach der OP überwiegend im Bett aufhält, kommt es dazu, dass nicht alle Bezirke der Lunge ausreichend belüftet werden. Zusätzlich entwickeln viele Frauen eine so genannte

Schonatmung. Sie atmen nur flach ein, um das Auftreten von Schmerzen zu vermeiden. Nach einiger Zeit häuft sich dann Lungensekret in verschiedenen Arealen der Lunge an. Wenn dieses nicht entfernt wird, beispielsweise durch Abhusten, kann sich das Lungengewebe infizieren. In schweren Verläufen bringt dies sehr ernste Probleme mit sich. Allerdings treten Pneumonien nach Kaiserschnitten sehr selten auf, da die Frauen bis auf die Bauchoperation selbst nur wenige weitere Risikofaktoren aufweisen.

Schonatmung

Schwere Verläufe

Tipp

So beugen Sie einer Lungenentzündung vor

- Atmen Sie so früh wie möglich nach der Operation bewusst immer wieder tief durch.
- Husten Sie Sekret ab, wenn Sie einen Hustenreiz verspüren!
- Falls die Wunde schmerzt, lassen Sie sich ein Kissen geben, das Sie unter die Knie legen können (»Knierolle«). In dieser Lage entspannt sich die Bauchdecke. Dadurch vermindert sich der Schmerz und Sie können besser durchatmen.
- Stehen Sie so oft wie möglich auf.
- Trinken Sie ausreichend.

Vielleicht dürfen Sie sogar schon duschen. Aus chirurgischer Sicht spricht jedenfalls nichts dagegen. Viel wichtiger ist es, ob der Kreislauf eine solche Belastung schon aushält. Duschen Sie dann aber nicht zu warm, da sonst die Blutgefäße im Körper sich weiten und der meist sowieso schon niedrige Blutdruck noch weiter absinkt. Gehen Sie auch diese ersten Schritte in die Normalität niemals allein! Sagen Sie den Krankenschwestern Bescheid, vielleicht kann Sie ja zusätzlich auch Ihr Mann zum Duschen begleiten.

Schritte in die Normalität

Wann normalisieren sich Blasen- und Darmtätigkeit?

Vermutlich wird am ersten Tag nach der Operation auch der Dauerkatheter entfernt – eine schnelle und harmlose Prozedur. Das erste Entleeren der Harnblase danach wird etwas unangenehm sein, wobei damit nicht unbedingt schmerzhaft gemeint ist. Vielmehr wird es Ihnen eher ungewohnt vorkommen. Manchmal fühlt sich das erste Wasserlassen auch ähnlich wie bei einer Blasenentzündung an. Dies liegt meist nicht daran, dass tatsächlich eine Entzündung vorliegt, sondern daran, dass der Katheter mikroskopisch kleine Irritationen an den Schleimhäuten der Blase und der Harnröhre verursacht hat.

Toilettengang verschieben!

Verschieben Sie aber den Toilettengang nicht wegen Angst vor Schmerzen. Die Harnblase sollte jetzt nicht zu sehr gefüllt sein, weil dies den Entleerungsmechanismus deutlich beeinträchtigen kann.

Spätestens drei Tage nach einer Bauchoperation sollte die Darmtätigkeit wieder in Gang gekommen sein. Auch hier gilt, dass Sie den Gang zur Toilette nicht aus Angst vor dem jetzt noch anstrengenden Weg oder vor Schmerzen immer wieder verschieben sollten. Eine leichte Verstopfung liegt wegen der Schwangerschaft meist sowieso schon vor und kann durch weitere Verzögerung zu einem echten Problem werden. Falls Sie Probleme mit dem Stuhlgang oder Wasserlassen haben, wenden Sie sich an das Pflegepersonal oder an die Hebamme. Sicher kennen sie das Problem und werden Ihnen auch hier mit Tipps zur Seite stehen können.

■ Tipp

Viel trinken

Viel trinken zahlt sich auch hier aus. Zum einen wird durch die Verdünnung des Urins ein eventuelles Brennen beim Wasserlassen gelindert, zum anderen wird durch eine erhöhte Flüssigkeitszufuhr der Stuhl weicher. Eine drohende Verstopfung kann so unter Umständen vermieden werden.

Auf der Wochenbettstation

An den Vormittagen während Ihres Klinikaufenthalts kommen die Ärzte täglich zur Visite. Dabei wird der Wundverband gewechselt und die Wunde inspiziert. Um festzustellen, ob und wie viel Blut bei der Operation verloren gegangen ist, und um eine mögliche Entzündung frühzeitig zu erkennen, wird ungefähr 48 Stunden nach der Entbindung nochmals Blut zur Untersuchung entnommen.

Blutverlust

Nachdem Sie nach den immer etwas unruhigen Vormittagsstunden wieder etwas zur Ruhe gekommen sind, ist es für Sie Zeit, weitere Stillversuche zu unternehmen. Damit das Stillen sowohl von Ihnen als auch vom Kind richtig erlernt werden kann, bitten Sie entweder die Krankenschwester oder die Hebamme um Hilfestellung. Denn sehr häufig gibt es gerade während der »Lernphase« des Stillens Anlass zur Frustration. Unabhängig davon, wie die Entbindung verlaufen ist, ob das Kind vaginal oder per Kaiserschnitt zur Welt gekommen ist: Das Stillen wird in den seltensten Fällen gleich von Anfang an reibungslos verlaufen.

Stilversuche

■ Tipp

Überanstrengen Sie sich nicht!

Sicher erwarten Sie jetzt, dass viele Besucher zu Ihnen kommen wollen. Beschränken Sie dies jedoch auf ein geringes Maß, denn an den ersten Tage nach der Operation kann ein zu stärker Besucheransturm Sie sehr erschöpfen.

Viele Besucher

Die Ernährung in der Klinik

Ein Problem in Kliniken ist noch immer die standardisierte Ernährung, obwohl sich hier in den letzten zehn Jahren vieles geändert hat. Es gibt oftmals ein vegetarisches Alternativgericht und auch für Anhänger verschiedenster Glaubensrichtungen werden entsprechende Gerichte angeboten. Dennoch ist die Küche in vielen Krankenhäusern nicht unbedingt auf die Versorgung frisch operierter Patienten ausgerichtet. Achten Sie

Richtige Ernährung

deswegen selbst auf die richtige Ernährung und essen Sie nicht kritiklos das, was Ihnen serviert wird. Vermeiden Sie in den ersten Tagen nach der Operation blähende Speisen wie Kohlgerichte oder auch blähendes Obst (zum Beispiel Pflaumen). Auch sollten Zitrusfrüchte wegen der hohen Säurekonzentration in den ersten Tagen des Stillens vermieden werden. Lassen Sie sich lieber einen Jogurt oder frisches Obst, das nicht bläht (zum Beispiel Bananen) mitbringen. Außerdem sollten Sie viel trinken, am besten ungesüßte Getränke. Prinzipiell gilt: Lieber mehrere kleine Portionen über den Tag verteilt essen als zwei oder drei große Portionen. Welche Speisen Ihnen und damit Ihrem Kind bekommen, müssen Sie zum Großteil selbst herausfinden. Allgemeingültige Regeln können hier nicht aufgestellt werden.

Wochenbettdepression

Psychische Ursachen

Am zweiten oder dritten Tag nach der Operation kann es – wie auch nach normalen Geburten – zu einem Erschöpfungszustand kommen, der häufig nicht auf körperliche, sondern vor allem psychische Ursachen zurückzuführen ist. Die Euphorie der ersten zwei Tage weicht, die Anstrengung wird deutlich spürbar und ein Gefühl des »Ich schaff es nicht« sowie Traurigkeit können sich breit machen.

»Wochenbettdepression« und Hormonumstellung

Nachgeburt

Während der Schwangerschaft herrschten im Körper völlig andere Hormonverhältnisse. Ihr Körper hatte neun Monate Zeit, um sich an diesen veränderten Zustand zu gewöhnen. Hat er sich dann endlich an die extreme Hormonbelastung angepasst, steht auch schon das Ende der Schwangerschaft bevor und die Geburt Ihres Kindes findet statt. Während der Schwangerschaft hat die Plazenta die Produktion von Östrogen übernommen. Der Östrogenspiegel ist am Ende der Schwangerschaft ungefähr einhundertmal so hoch wie normal. Nach der Geburt wird auch die Plazenta (deswegen der volkstümliche Name: Nachgeburt) ausgestoßen oder wie beim Kaiserschnitt entfernt und somit verlässt dieser Hormonproduzent endgültig und für immer den Körper der Frau. Als Folge stürzt der Östrogenspiegel geradezu ab.

Auch der Progesteronspiegel fällt stark ab. Das Progesteron sorgte besonders am Ende der Schwangerschaft dafür, dass die Aktivitäten der Schwangeren etwas eingeschränkt wurden. So kommt es nach der Geburt häufig dazu, dass die junge Mutter trotz großer Müdigkeit keinen Schlaf finden kann. Die Wochenbettdepressionen setzen meist zwischen dem dritten und zehnten Tag nach der Entbindung ein. Die depressiven Veränderungen äußern sich häufig durch plötzliche Weinkrämpfe. Erfreulich ist, dass – seit der Einführung des Rooming-Ins in den meisten Kliniken – die Wochenbettdepressionen nachweislich stark zurückgegangen sind. Die plötzliche Hormonumstellung nach der Geburt und die Aussicht auf die bevorstehenden Aufgaben lassen die junge Mutter häufig in ein tiefes Loch fallen. Lassen Sie Ihren Tränen ruhig freien Lauf, danach fühlen Sie sich wieder besser.

Aktivitäten der Schwangeren

Plötzliche Hormonumstellung

Auch die Wochenbettdepression ist ganz normal und wird sicher durch eine verständnisvolle Umgebung rasch erkannt und aufgefangen werden können. Es ist für Sie und Ihren Partner sehr wichtig zu wissen, dass dieses Gefühl ganz normal ist und Sie sich gegen diesen Zustand nicht wehren müssen. Hinzu kommt, dass das Kind am dritten Tag nach der Geburt häufig sein niedrigstes Gewicht erreicht, was zu zusätzlichen Frustrationen führen kann. Übrigens: Eine derartige Niedergeschlagenheit nach der Geburt tritt nicht bei allen Frauen auf!

Frustrationen

Wieso verliert ein Kind nach der Geburt Gewicht?

So gut wie alle Neugeborenen verlieren nach der Geburt etwas an Gewicht. Die Gründe dafür sind einerseits die noch geringen Trinkmengen beim Stillen oder Füttern, andererseits die noch zu geringe Darmtätigkeit des Neugeborenen. Die angebotenen Nährstoffe können kurz nach der Geburt noch nicht richtig aufgenommen werden.

Das Gefühl, das Kind nicht richtig ernähren zu können, verschärft die psychische Belastung. Besinnen Sie sich jetzt darauf,

Psychische Belastung

was Sie schon alles geschafft haben. Machen Sie sich klar, wie gut es Ihnen wieder geht, dass es Ihnen schon erheblich leichter fällt, über den Flur zu laufen. Zwar tut der Bauch beim Lachen noch weh, aber nicht mehr jedes Mal. Es geht ganz sicher schon jetzt wieder aufwärts.

Die Betreuung des Babys

Die Neugeborenen-Gelbsucht

Bei den meisten Neugeborenen tritt nach dem zweiten Tag eine Gelbfärbung der Haut auf. Dieser Neugeborenen-Ikterus ist jedoch harmlos und kann leicht behandelt werden. Er entwickelt sich aus dem Überangebot an roten Blutkörperchen aus der Zeit im Mutterleib. Der Organismus des Neugeborenen baut die roten Blutkörperchen ab. Gleichzeitig wird das Hämoglobin, das in den roten Blutkörperchen enthalten ist, über die Leberfunktion verstoffwechselt und ebenfalls abgebaut. Bei diesem Vorgang entsteht ein gelblicher Farbstoff, der in die Haut übergeht. Der Auf- und Abbau von roten Blutkörperchen findet bei jedem gesunden Menschen ständig statt. Doch beim Neugeborenen herrscht oft ein derartiges Überangebot an Hämoglobin, dass die Leber den Abbau nur verzögert schafft. In sehr seltenen Fällen ist bei Überschreiten der Höchstwerte des Bilirubins im Blut der Kinder eine Behandlung durch eine Bestrahlung mit ultraviolettem Licht unter einer Lampe erforderlich. Allerdings kommt dies meist nur bei zu früh geborenen oder Kindern mit einem zu niedrigen Geburtsgewicht vor. Vorbeugend kann das Kind oft an die Brust der Frau angelegt werden. Wichtig ist auch, das Kind warm zu halten und an einem hellen Ort zu platzieren, damit die natürliche Umgebungshelligkeit zu einem Abbau dieses Bilirubins führt.

Nach einigen Tagen ist diese Gelbfärbung dann wieder verschwunden. Um zu kontrollieren, ob sich die Blutwerte auch in einem normalen Rahmen bewegen, muss dem Kind darüber hinaus während der Therapie zwei- bis dreimal Blut abgenommen werden. Die Blutabnahmen erfolgen bei Neugeborenen mittels eines kleinen Einstichs an der Ferse.

Überangebot an roten Blutkörperchen

Gelbfärbung

Zwischen dem dritten und dem fünften Tag nach der Operation findet eine weitere Untersuchung des Kindes, die so genannte U 2 statt. Dabei handelt es sich um eine standardisierte Routineuntersuchung, die bei allen Kindern in diesem Zeitraum durchgeführt wird. Die U-1-Untersuchung hat – wie erwähnt – bereits direkt nach der Geburt stattgefunden. Bei der zweiten Untersuchung wird das Kind nochmals auf »Herz und Nieren« gecheckt. Spätestens jetzt erhalten Sie ein äußerst wichtiges Dokument: das Untersuchungsheft, in dem alle Befunde von der Geburt an bis zum fünften Lebensjahr eingetragen werden. Bewahren Sie dieses Heft sehr gut auf, denn in ihm sind alle Befunde zum Wachstum und zur Entwicklung Ihres Kinde dokumentiert. Für den niedergelassenen Kinderarzt ist es bei weiteren Untersuchungen eine große Hilfe.

U 2

Niedergelassener Kinderarzt

Fäden ziehen

Am fünften oder spätestens sechsten Tag nach der Operation wird Ihre Operationswunde so weit verschlossen sein, dass der Faden – wenn es nicht ein selbst auflösender ist – entfernt werden kann. Zunächst wird die Wunde von außen desinfiziert und dann mit einer Pinzette der Faden zügig aus dem Wundgebiet entfernt. Das tut nicht weh und ist innerhalb von zwei Minuten erledigt. Viele Kliniken verwenden für die Hautnaht auch selbst auflösende Fäden. Diese lösen sich ungefähr um den sechsten Tag herum von selbst auf. Wenn der Faden entfernt ist, erübrigt sich in den meisten Fällen ein Wundverband. Um den Einschnitt herum werden Sie vermutlich einen ungefähr zwei Zentimeter breiten Streifen bemerken, der sich leicht taub anfühlt. Das liegt daran, dass beim Hautschnitt auch feinste Nerven durchtrennt werden, die für die sensible Versorgung dieses Hautbereichs verantwortlich sind. In den meisten Fällen legt sich das Taubheitsgefühl in den nächsten Wochen bis Monaten.

Selbst auflösende Fäden

Vorbereitung auf die Entlassung aus der Klinik

Spätestens zu dieser Zeit sollten Sie so lange wie möglich am Stück mobil sein, um Ihren immer noch etwas schlappen Kreis-

Am sechsten Tag

Abschlussuntersuchung

lauf etwas zu trainieren. Sie werden auch selber bemerken, dass Ihre Kräfte zurückkehren. Das Stillen funktioniert um den fünften oder sechsten Tag herum auch schon ganz gut und wenn alles gut verläuft, können Sie und Ihr Kind bald schon aus der Klinik entlassen werden. Am sechsten Tag nach der Operation findet die Nachuntersuchung durch den Arzt statt. Noch einmal wird die Gebärmutter abgetastet und ihre Rückbildung kontrolliert. Die Ergebnisse dieser Abschlussuntersuchung dokumentiert der Arzt im Mutterpass, der Ihnen bei der Entlassung ausgehändigt wird. Nun steht der große Tag bevor: Sie gehen mit Ihrem Kind nach Hause und betreten die gewohnte häusliche Atmosphäre mit einem ganz neuen Gefühl. Ab jetzt ist wirklich alles anders, Sie sind Mutter.

Der Weg nach Hause

Erste Autofahrt

Vermutlich wird Ihr Partner Sie aus der Klinik mit dem Auto abholen. Nehmen Sie sich für diesen Tag ausreichend Zeit und vertrösten Sie Besucher auf den nächsten Tag. Nicht nur für Ihr Kind wird es die erste Autofahrt seines Leben sein, sondern auch Sie als Mutter fahren zum ersten Mal mit Kind im Auto. Normalerweise wird Ihr Kind die Heimfahrt schlichtweg verschlafen und alles verläuft recht unspektakulär. Um die Entlassung so stressfrei wie möglich zu bewerkstelligen, beherzigen Sie folgende Tipps:

Tipps

Die Entlassung aus der Klinik

- Versuchen Sie so viel wie möglich am Vortag der Entlassung zu erledigen. Viele bürokratische Dinge lassen sich schon vor dem Entlassungstag selbst regeln. Sie können ja einfach in der Klinik nachfragen.
- Geben Sie alle Dinge, die Sie am letzten Tag nicht unbedingt brauchen, Ihrem Partner schon vorher mit nach Hause. So können Sie die Klinik mit leichterem Gepäck verlassen.

- Fragen Sie spätestens am Vortag nach den üblichen Entlassungsprozeduren der Klinik.
- Erinnern Sie die Ärzte und das Pflegepersonal bei der Morgenvisite am Entlassungstag noch einmal daran, dass Sie heute nach Hause gehen werden. Nicht selten ist eine geplante Entlassung schon daran gescheitert, dass irgendeine Bescheinigung nicht unterschrieben war und der zuständige Arzt unabkömmlich im OP stand.
- Haben Sie an den Kindersitz für das Auto gedacht? Fahren Sie bitte keinen Meter mit Ihrem Kind ohne entsprechende Sicherung! — *Kindersitz für das Auto*
- Falls Sie nicht abgeholt werden, dann nehmen Sie sich ein Taxi! Vergessen Sie auch dann den Kindersitz nicht! Fahren Sie keinesfalls selbst.
- Vermeiden Sie auf der Autofahrt Zugluft.
- Hat jemand für Sie eingekauft? Sind zu Hause alle Lebensmittel für Sie und alle Utensilien für Ihr Kind vorhanden?
- Muss Ihr Partner den Urlaub verlängern?

Das »Wochenbett«

Die ersten sechs Wochen nach der Geburt werden als Wochenbett bezeichnet. In dieser Zeit bilden sich die schwangerschaftsbedingten Veränderungen des Organismus zurück, bis der Ausgangszustand wieder erreicht ist. Diese Umstellungen betreffen in erster Linie das hormonelle System und damit auch alle Organe, den Kreislauf sowie das Nervensystem. Gerade in dieser Zeit benötigen Sie eigentlich besonders viel Ruhe, die Ihnen Ihr Baby aber vermutlich nicht gewähren wird. Versuchen Sie daher, so wenig wie möglich selbst zu erledigen und bitten Sie andere um Hilfe. Vielleicht kann Ihr Partner seinen Urlaub verlängern oder Sie bekommen Unterstützung von den Großeltern.

Ausgangszustand

Wehenartige Schmerzen nach der Operation

In den ersten Tagen nach einem Kaiserschnitt können noch immer wehenartige Schmerzen auftreten. Denn durch die Aus-

Nachwehen

schüttung des Hormons Oxytocin, zieht sich die Muskulatur der Gebärmutter immer wieder zusammen, damit diese wieder auf Normalgröße schrumpft. Da die Ausschüttung dieses Hormons durch das Stillen erhöht wird, kann es gut sein, dass diese »Nachwehen« besonders beim oder kurz nach dem Stillen auftreten. Am ersten Tag nach der Entbindung beträgt das Gewicht der Gebärmutter ungefähr 1.000 Gramm, nach der Rückbildung, also nach einem Zeitraum von sechs bis acht Wochen, wiegt sie nur noch 50 bis 70 Gramm.

Der Wochenfluss

Sekret aus der Gebärmutter

Rote Färbung

Kurz nach der Entbindung setzt der so genannte Wochenfluss ein. Normalerweise dauert er ungefähr vier bis sechs Wochen an. Dabei handelt es sich um Sekret, das aus der Gebärmutter ausgeschieden wird und im Wesentlichen aus zurückgebliebenen Blutresten, Gewebezellen und Wundsekret besteht. Anfangs überwiegt der blutige Anteil im Wochenfluss, deswegen weist er in den ersten Tagen eine eher rote Färbung auf. Auch die Wunde an der Innenseite der Gebärmutter, die durch die Ablösung der Plazenta entstanden ist, verheilt in dieser Zeit. Die Gebärmutter verschließt sie durch gezielte Muskelkontraktionen, die so genannten Nachwehen. Dabei werden die kleinen Blutgefäße zusammengedrückt und damit automatisch die Blutungen gestillt. Im Regelfall treten spätestens 14 Tage nach der Operation keine derartigen Blutungen mehr auf, der Wochenfluss sollte dann kein frisches Blut mehr enthalten.

Infektionsgefahr durch Wochenfluss!

Der Wochenfluss ist wegen seiner hohen Keimbesiedlung ein hochinfektiöses Sekret. Prinzipiell bringt das aber keine Probleme mit sich, wenn Sie auf eine sehr sorgfältige Hygiene achten und diese Regeln einhalten.

Infektionsgefahr

Die Infektionsgefahr besteht dabei in erster Linie für die Bauchwunde. Daher darf diese keinesfalls mit dem Wochenfluss in Berührung kommen. So lange der Wochenfluss anhält, sollten Sie also bevorzugt duschen statt zu baden, um den Kontakt zu vermeiden.

Übrigens gibt es in Apotheken Binden zu kaufen, die speziell für Wöchnerinnen geeignet sind. Sie können besonders viel Flüssigkeit aufnehmen. Tampons sollten Sie unbedingt vermeiden, da sich sonst der Wochenfluss aufstauen kann und die Infektionsgefahr somit nochmals steigt.

Je länger der Wochenfluss andauert, desto weniger Blut ist in ihm enthalten. Das heißt, dass sich die Färbung von rot über bräunlich-rötlich bis hin zu grauweiß bis weiß verändert. Der weiße Wochenfluss besteht vor allem aus abgebauten Zellen der inneren Schichten in der Gebärmutter: Sie stößt immer wieder kleinere Zellverbände ab, um sich zu verkleinern. Wenn die Gebärmutter schließlich wieder ihre ursprüngliche Größe erreicht hat, hört der Wochenfluss auf.

Hinweis

Beobachten Sie den Wochenfluss genau!

- Sollte sich der Geruch des Wochenflusses unangenehm verändern, suchen Sie Ihren Arzt oder die Hebamme auf.
- Bei plötzlich auftretenden frischen Blutbeimengungen im Wochenfluss verständigen Sie schnellstmöglich den Arzt.

Mastitis

Eine ausgeprägte Brustdrüsenentzündung beginnt mit Fieber – gelegentlich kommt Schüttelfrost hinzu – und einer schmerzhaften, geröteten Schwellung im Bereich der Brustdrüse. Die Mastitis ist eher eine seltene Komplikation, die immer mit Antibiotika behandelt werden muss. Sie ist Folge eines nichtinfektiös bedingten Milchstaus. Dieser kann natürlich ohne Antibiotika behandelt werden. Die erfolgreiche Behandlung des Milchstaus verhindert die Entstehung einer Mastitis.

Seltene Komplikation

7. Wieder daheim – die ersten Tage im neuen Leben

Endlich sind Sie wieder zu Hause und eigentlich beginnt erst jetzt das neue Leben als Mutter oder Elternpaar. Alles ist anders und muss völlig umgekrempelt werden. Viele Ihrer lieb gewonnenen Verhaltensweisen und Angewohnheiten können Sie – vermutlich für die nächsten Jahre – vergessen. Jetzt hilft nur absolute Flexibilität und Kreativität, um mit der neuen Situation zurechtzukommen. Genießen Sie diese erste Zeit mit Ihrem Kind in Ihrer gewohnten Umgebung: Sie kommt nie wieder.

Flexibilität und Kreativität

Tipps

Tipps für den Vater

- Auch wenn es vielleicht so aussieht: Neugeborene Babys sind nicht so zerbrechlich, wie es scheint. Sie können es ruhig anfassen und herumtragen. Lassen Sie sich von der Hebamme die besten Handgriffe zeigen.
- Viele Frauen erleben nach der Geburt ein ständiges emotionales Auf und Ab. Unterstützen Sie Ihre Partnerin und nehmen Sie ihre Probleme ernst.
- Wenn es zu einer ausgeprägten Wochenbettdepression kommen sollte und Sie fühlen, dass Sie mit dieser Situation überfordert sind, holen Sie sich Hilfe. Ein guter Ansprechpartner ist dabei die Hebamme Ihres Vertrauens. Sie kann Ihnen sicher Hilfestellung geben.
- Übernehmen Sie so viele Aufgaben im Haushalt wie nur möglich. Kümmern Sie sich auch um die Einkäufe.
- Gehen Sie mit dem Baby spazieren, damit sich Ihre Partnerin zwischendurch erholen kann.
- Die einzige Aufgabe, die Sie als Vater so kurz nach dem Klinikaufenthalt nicht übernehmen können, ist das Stillen. Wenn es Ihrer Partnerin also noch nicht so gut geht, dann können Sie die Windeln wechseln, das Baby baden, sich mit ihm beschäftigen, es umhertragen und so weiter.

Wochenbettdepression

Wie gehe ich mit der neuen Situation um?

Die Situation zu Hause ist eine ganz andere als in der Klinik. Es ist niemand mehr da, den Sie schnell um Hilfe bitten können, wenn sich Probleme ergeben. Erst jetzt werden Sie Ihr Baby so richtig kennen lernen, denn Sie sind rund um die Uhr mit ihm zusammen. Diese Phase sollten Sie so ungestört wie möglich erleben können. Sorgen Sie also dafür, dass Ihnen möglichst viele der täglichen Routineaufgaben von anderen abgenommen werden. Vielleicht kann Ihr Partner doch noch einige Tage zu Hause bleiben?

Das Baby kennenlernen

Versuchen Sie außerdem in der ersten Zeit zu Hause Besuche und Telefonate auf ein Mindestmaß zu reduzieren. Diejenigen Ihrer Freunde und Bekannten, die selbst Kinder haben, werden dafür auf alle Fälle Verständnis zeigen. Sagen Sie am besten schon vor der Entbindung allen Bescheid, dass Sie die Initiative ergreifen und von Ihrem Klinikaufenthalt erzählen werden, wenn Ihnen danach zumute ist. Vertrösten Sie Ihre Besucher zumindest in der Anfangszeit auf einen späteren Zeitpunkt. Verbringen Sie die ersten Tage lieber in einer ruhigen Atmosphäre mit Ihrem Kind und Ihrem Partner. Auch die unvermeidlichen Besuche wie die der Großeltern sollten zumindest zeitlich beschränkt werden. Zugegeben, das wird sicherlich nicht immer leicht sein. Aber versuchen Sie auch hier Ihre Interessen durchzusetzen.

Ruhige Atmosphäre

Erholung wäre jetzt das Richtige

Machen Sie sich selbst und auch allen anderen unmissverständlich klar, dass es ganz einfach eine gewisse Zeit dauert, bis Sie sich von den Nachwirkungen des Kaiserschnitts richtig erholt haben. Gönnen Sie sich mindestens einen Monat Ruhe, erst dann werden Sie wieder wirklich fit sein.

Daheim geht es nun darum, einen gewissen Tagesablauf zu organisieren. Planen Sie dabei nicht zu fest, denn das Kind bestimmt zumindest in der ersten Zeit weitgehend, was wann passiert. Richten Sie sich dabei am besten nach den Bedürfnissen des Babys. Es wird sich melden, wenn es hungrig ist, und

Tagesablauf organisieren

113

einfach einschlafen, wenn es ein Nickerchen machen möchte. Nach sehr kurzer Zeit werden Sie erkennen können, was Ihnen Ihr Baby mit seinen Schreien und seiner Mimik sagen möchte. Unterscheiden Sie im Alltagsleben zwischen den wichtigen und den eher unwichtigen Dingen, die Sie sonst noch zu erledigen haben. Denn eigentlich gibt es jetzt nur eine wichtige Angelegenheit: Ihr Baby.

Ihr Baby

Tipps

Die ersten Tage zu Hause

- Vertrösten Sie möglichst viele Besucher und Anrufer auf spätere Zeitpunkte.
- Lassen Sie sich so viele Arbeiten wie möglich abnehmen.
- Planen Sie für alle Tätigkeiten, die Sie sonst »nebenbei« erledigt haben, mindestens die dreifache Menge an Zeit ein.
- Versuchen Sie sich so oft wie möglich auszuruhen. Am besten dann, wenn auch das Baby schläft.
- Klären Sie mit Ihrer Krankenversicherung ab, ob Sie eine Haushaltshilfe in Anspruch nehmen können.
- Nehmen Sie auch alle ernst gemeinten Hilfsangebote von Großeltern, Freunden oder Nachbarn an.
- Vermeiden Sie jeglichen Stress. Machen Sie sich selbst und anderen klar, dass die alltäglichen Dinge nicht mehr reibungslos ablaufen.

Frische Luft

- Gehen Sie so oft wie möglich mit dem Baby an die frische Luft. So werden Sie selbst schneller fit und dem Baby gefällt es ganz sicher.
- Sorgen Sie dafür, dass Sie einen Babysitter in der Nähe haben, der sich immer wieder für ein bis zwei Stunden um das Kind kümmert. So können Sie auch einmal abschalten.
- Akzeptieren Sie für sich, dass Sie manchmal Aggressionen verspüren. Das ist normal, deswegen sind Sie keine Rabenmutter. Denn in den seltensten Fällen wird das Baby das tun, was Sie wollen.
- Reduzieren Sie Ihr Arbeitspensum. Lassen Sie im Haushalt lieber einmal etwas liegen.

Wo soll das Baby schlafen?

Sicher haben Sie schon lange vor der Entbindung das Kinderzimmer eingerichtet und alle nötigen Sachen eingekauft. Doch vielleicht werden Sie sehr schnell erkennen müssen, dass sich Ihr Kind – aus welchen Gründen auch immer – mit der neuen Wiege oder dem Stubenwagen nicht so richtig anfreunden will. Vielleicht schläft es in Ihrem Bett am besten? Oder vielleicht wäre ein Gitterbettchen doch passender gewesen? Ob Sie sich nun für eine Wiege, ein Gitterbett oder einen Stubenwagen entschieden haben, Sie werden schnell herausfinden, an welchem Schlafplatz sich Ihr Kind am wohlsten fühlt. Wichtig ist, dass eine gute Matratze vorhanden ist, die nicht zu weich und zu dünn sein sollte. Kopfkissen mögen Babys überhaupt nicht und sie sind in den ersten Monaten auch völlig unnötig. Als Zudecken gibt es spezielle Babydecken im Handel. Selbst wenn Ihr Kind beim Einschlafen die Decke wegstrampelt und dann aufgedeckt in seinem Bettchen liegt, binden Sie diese auf keinen Fall am Bett fest. Die Gefahr, dass sich das Kind in der Decke verfängt, ist viel zu groß. Ein Schlafsack bietet hier die optimale Lösung.

Schlafplatz

Rückenlage ist am Anfang am besten

Heutzutage wird von der früher empfohlenen Bauchlage als Schlafposition abgeraten, da man einen Zusammenhang zwischen dieser Lagerung und dem plötzlichen Kindstod vermutet. Neuste kinderärztliche Studien empfehlen zur Zeit die Rückenlage. Falls Ihr Baby während der ersten Monate eine leichte Seitenlage bevorzugt, dann hilft eine leichte Unterstützung mit einer zusammengerollten Stoffwindel oder einem Handtuch im Rücken.

Neuste kinderärztliche Studien

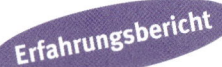

Erfahrungsbericht: Die erste Zeit nach dem Kaiserschnitt

Sieben Tage nach dem Kaiserschnitt bin ich mit meiner Tochter aus der Klinik entlassen worden. Eigentlich hatte ich mir eine normale Geburt gewünscht, aber da während der Geburt die Herztöne meiner Tochter immer schwächer wurden, war ein Notkaiserschnitt nötig geworden. Der Eingriff fand in Vollnarkose statt, ich kann mich daran überhaupt nicht mehr erinnern.

Irgendwann bin ich aufgewacht und neben meinem Bett saß mein Mann, der über das ganze Gesicht strahlte. Da war mir schon klar, dass die Kleine gesund und munter war. Sie lag in einem Bettchen neben meinem Mann. Dummerweise konnte ich nur einen ganz kleinen Haarbüschel und ein paar Fingerchen sehen. An Aufstehen war jetzt gar nicht zu denken. Nach einiger Zeit hatte unsere Tochter dann aber ihr Nickerchen beendet und eine der Krankenschwestern legte sie mir dann auf die Brust. Gleich in diesem Moment haben wir Freundschaft geschlossen. Sie sah mich an und lächelte! Rein instinktiv machte sie sich auch gleich an meiner Brust zu schaffen und begann daran zu saugen, das Stillen klappte also!

Die restliche Zeit im Krankenhaus fand ich nicht besonders angenehm. Mir tat alles weh, beim Aufstehen wurde mir immer schwindlig und deswegen konnte ich mich nur sehr wenig um meine Tochter kümmern. Tagsüber war ich ständig müde und nachts konnte ich nicht schlafen. Irgendwie hab ich in dieser Zeit die »Normalgeburt-Mütter« beneidet. Die sprangen quicklebendig herum und ich lag da wie ein nasser Sack. Einige von ihnen konnten sich dafür nicht hinsetzen, weil der Dammschnitt so weh tat. Wenigstens etwas ausgleichende Gerechtigkeit! Meine Tochter bekam ich während dieser Zeit eigentlich nur zu Gesicht, wenn Besuch da war. Das Pflegepersonal hat sich eher wenig um mich gekümmert.

Am Entlassungstag wollten wir eigentlich so schnell wie möglich aus dem Krankenhaus raus. Aber zuerst musste die Morgenvisite abgewartet werden, dann noch die Abschlussuntersuchung beim Kinderarzt und auch die Bürokraten meldeten sich natürlich. So wurde es schließlich früher Nachmittag, bis wir wegkamen.

Und dann: endlich zu Hause! Mein Mann hatte zwischenzeitlich das Kinderzimmer noch etwas künstlerisch ausgestaltet, Sonne, Mond und Sterne in Blau prangten auf der gelb gestrichenen Wand. Wir waren jetzt zu dritt – und nun?

Unsere Tochter meldete sich, kurz nachdem sie das erste Mal unsere Wohnung »betreten« hatte, mit einer etwas hysterischen Schreiattacke. Für Beschäftigung war also offensichtlich in der nächsten Zeit gesorgt, jetzt ging es um das erste Stillen in den eigenen vier Wänden. Wenigstens das klappte vorzüglich, das Wickeln übernahm mein Mann. Ich musste mich derweil erst einmal erholen.

Die folgenden Tage verliefen eigentlich immer gleich: stillen, wickeln, herumtragen, spazieren gehen, Kind waschen und dann wieder von vorne. Während dieser Zeit nahm mir mein Mann den gesamten Haushalt und viele andere Dinge ab. Nach einer Woche war allerdings sein Urlaub zu Ende und ich tagsüber mit meiner Tochter allein. Die Wunde schmerzte immer noch bei bestimmten Bewegungen. Gerade beim Umhertragen, das unserer Kleinen so gefällt, hatte ich die größten Schmerzen. Bereits am ersten Tag allein zu Hause stellten sich die ersten Heul- und Panikattacken ein. Ich hatte keine Ahnung, wie ich das alles schaffen sollte. Eigentlich müsste sich nach so einer Operation jemand um mich kümmern. So musste ich aber meine zu dieser Zeit sehr anstrengende Tochter versorgen und den Haushalt machen. Die Nachbarin ging zwar für mich einkaufen, aber so richtig geholfen hat mir das auch nicht.

Irgendwie konnte ich überhaupt nicht mehr schlafen, weder am Tag noch in der Nacht. Tagsüber lag es meist am häufigen Stillen, nachts zudem an den Bauchschmerzen und am ständigen Grübeln. Während dieser Zeit, ungefähr drei Wochen nach der Geburt, machte ich mir immer öfter Gedanken, warum bei mir so plötzlich ein Kaiserschnitt nötig geworden war. So richtig erklärt hatte mir das bis zu diesem Zeitpunkt niemand. Vielleicht hätte ich mir während der Schwangerschaft doch etwas mehr Ruhe gönnen sollen? Denn ich war bis zum letztmöglichen Termin noch beruflich tätig gewesen. Hätte ich doch nicht auf meine Freundin hören sollen? Die hatte mir nämlich gegen meinen niedrigen Blutdruck ein Gläschen Sekt empfohlen. Je mehr ich grübelte und überlegte, desto mehr festigte sich meine Ansicht, dass ich selbst die einzige Verantwortliche für den Kaiserschnitt wäre. Alle Schwierigkeiten, die ich jetzt mit unserer Tochter hatte, schob ich auf mein Versagen bei der Geburt. Der Kaiserschnitt war plötzlich Grund für alle Probleme. So ging es eine ganze Zeit und ich befand mich in einem sehr tiefen Loch. Auf die Schreiattacken unserer Tochter reagierte ich mit der Zeit immer aggressiver und irgendwann war ich völlig am Ende.

Eines Tages rief ich meinen Mann in der Arbeit an und zitierte ihn sofort nach Hause. Er kam auch gleich, war höchstbesorgt, hatte seinen Urlaub verlängert und übernahm ab da viele Tätigkeiten. Meinen dringend nötigen Schlaf konnte er mir allerdings nicht verschaffen. Mit meinen Selbstvorwürfen bezüglich der Sektio bin ich auch nicht rausgerückt. Man »outet« sich eben nicht gerne als Versager. Nach viel zu langer Zeit habe ich dann endlich mit meiner Hebamme über meine Sorgen und Probleme geredet. Da sie ja auch bei der Geburt dabei gewesen war, konnte sie mir sehr schlüssig erklären, warum es zum Kaiserschnitt gekommen war. Außerdem – und das war noch wichtiger für mich – hat sie mir Kontakte zu anderen Müttern verschafft, die Ähnliches erlebt hatten. Beinahe alle hatten sich anfangs mit ähnlichen Gedanken und Problemen gequält. Diese Gespräche, der Austausch mit anderen, haben mir sehr schnell über meine Schwierigkeiten hinweggeholfen. Der Kontakt zu meiner Kleinen hat sich dadurch auch sehr schnell wieder gebessert, der Kaiserschnitt war eben gar nicht der Grund für die Probleme.

Ich kann nach meinen Erfahrungen eigentlich nur Folgendes sagen: Der Kaiserschnitt hat nichts, aber auch gar nichts mit Versagen zu tun. Die Probleme, die sich in den ersten Tagen im Umgang mit dem Baby ergeben, haben ihre Ursache auch nicht im Kaiserschnitt. Es geht dabei eher um das gegenseitige Kennen lernen und das Herantasten an die persönliche Belastungsgrenze.

Wie sichere ich mir die Unterstützung einer Hebamme nach der Geburt?

Auch wenn Sie wieder zu Hause sind, können Sie die Dienste Ihrer Hebamme in Anspruch nehmen. Sie haben bis zum zehnten Tag nach der Entbindung einen Anspruch auf einen täglichen Besuch der Hebamme. Dies ist übrigens ohne Papierkrieg, ohne Anträge und ohne ärztliches Rezept möglich. Die Kosten dafür übernimmt Ihre Krankenkasse. Bis acht Wochen nach der Entbindung können Sie die Hebamme noch bis zu 16mal um Hilfe bitten, wenn Fragen oder Probleme im Zusammenhang mit dem Wochenbett auftreten. Haben Sie nach dieser Zeit noch Schwierigkeiten mit dem Stillen, können Sie die Dienste Ihrer Hebamme weitere vier Male in Anspruch nehmen. Falls sich auch nach dieser Zeit noch Beschwerden einstellen sollten, kann Ihr Arzt eine weitere Nachsorge durch die Hebamme verordnen.

Dienste Ihrer Hebamme

Nutzen Sie die Hilfe der Hebamme

Die Inanspruchnahme der Hebamme ist im Übrigen keine Pflicht, sondern ein Angebot für Sie. Nutzen Sie es, denn eine Hebamme kann auftretende Komplikationen nach der Geburt sicher und schnell erkennen. Außerdem ist sie Ihnen ein kompetenter Gesprächspartner, wenn Sie einmal nicht weiter wissen und Rat brauchen.

Auftretende Komplikationen

Die Betreuung der Hebamme umfasst unter anderem die allgemeine Beobachtung Ihres Zustands nach der Geburt. Bei ihren Besuchen wird die Hebamme Ihren Bauch abtasten, um zu beurteilen, ob sich die Gebärmutter ausreichend und schnell genug zurückbildet. Zudem kontrolliert sie die Operationswunde auf eventuelle Entzündungszeichen. Darüber hinaus kann sie Ihnen helfen, die anfangs unvermeidlichen Stillschwierigkeiten zu meistern. Gerade wenn Sie zum ersten Mal Mutter geworden sind, werden Sie sicherlich die vielen Hinweise Ihrer Hebamme zum allgemeinen Umgang und zur Pflege des Kindes zu schätzen wissen. Auch in Ernährungsfragen kann Ihnen die Hebamme mit Rat und Tat zur Seite stehen. Und sogar wenn

Unvermeidliche Stillschwierigkeiten

sich durch die Geburt des Kindes finanzielle Schwierigkeiten ergeben, weiß Ihre Hebamme, an welche Stellen Sie sich wenden können.

▪ Tipp

Der Anspruch auf die Hebammenleistung im Wochenbett wird durch § 134 Sozialgesetzbuch (SGB) V sowie durch das Hebammengesetz geregelt.

Auch für Ihr Baby ist die Hebamme da

Anleitung zur Nabelpflege

Ihre Hebamme wird sich nicht nur um Sie, sondern auch um Ihr Kind kümmern. Dazu gehört die Kontrolle des allgemeinen Zustands, die Überwachung der Entwicklung sowie des Trinkverhaltens und des Gewichts. Ein wichtiger Punkt im Rahmen der Nachsorge ist die Anleitung zur richtigen Durchführung der Nabelpflege. Sicher haben Sie sich das schon während des Klinikaufenthalts zeigen lassen, doch falls Probleme auftauchen, ist die Hebamme eine unschätzbare Hilfe. Neben all diesen festgeschriebenen Leistungen werden Sie in den persönlichen Gesprächen sicherlich noch viele weitere Tipps und Anregungen für Ihren Start ins neue Leben als Mutter erhalten.

▪ Hebammenhilfe

Hebammen-Gebühren-verordnung

Hebammenhilfe umfasst die Beratung, Betreuung und Hilfeleistungen in Schwangerschaft, Geburt, Neugeborenenzeit, Wochenbett und Stillzeit sowie die Beratung in Fragen der Familienplanung. Hebammenhilfe kann von jeder Schwangeren, Gebärenden, entbundenen oder stillenden Frau in Anspruch genommen werden. Die Kosten übernehmen die gesetzlichen Krankenkassen, der Umfang und die Vergütungen für diese Leistungen sind in der Hebammen-Gebührenverordnung (HebGV) geregelt. Privatversicherte müssen sich über ihre Leistungsansprüche bei ihrer privaten Krankenkasse informieren.

Quelle: Bund deutscher Hebammen e.V.

Schlusswort

Gerade wenn eine »normale« Geburt angestrebt wurde und die Ärzte dann doch zum Kaiserschnitt geraten haben, verspüren viele Frauen ein Gefühl des Versagens. Nach einem Kaiserschnitt gibt es eben nicht nur eine Wunde am Bauch, sondern auch seelische Wunden. Während die körperliche Erholung meist relativ flott geschieht, kann es Monate dauern, bis das seelische Gleichgewicht der Frau wieder hergestellt ist. Viele Kaiserschnittmütter sehen sich in der ersten Zeit nach der Geburt geradezu einem Wechselbad der Gefühle ausgesetzt. Sie schwanken immer wieder zwischen dem Akzeptieren des Kaiserschnitts und dem Gefühl versagt zu haben. Alles was in der Beziehung zum Baby nicht richtig läuft, wird mit dem Kaiserschnitt in Verbindung gebracht, mit der nicht bewusst erlebten Geburt.

Gefühl des Versagens

Im krassen Gegensatz dazu – so denkt man zumindest – stehen die Mütter, die sich ausdrücklich ohne eine medizinische Indikation einen Kaiserschnitt gewünscht haben. Aber auch nach einem Wunschkaiserschnitt können Zweifel aufkommen, ob das die richtige Entscheidung war.

Doch wenn das Baby auf der Welt ist, stellen sich diese Fragen eigentlich gar nicht mehr. Jede Frau, die ein Kind auf die Welt gebracht hat, hat ein ganz gehöriges Stück Arbeit geleistet – ob mit oder ohne Kaiserschnitt. Und: Das Wichtigste ist, dass Mutter und Kind die Geburt gesund und munter überstehen. Dazu braucht es eben in bestimmten Fällen einen Kaiserschnitt.

Mutter und Kind sind gesund

Anhang

Adressen – hier finden Sie Hilfe

Bund Deutscher Hebammen e.V.
Gartenstraße 26
76133 Karlsruhe
Telefon: 07 21/9 81 89-0
Telefax: 07 21/9 81 89-20

Bund freiberuflicher Hebammen Deutschlands e.V.
Am alten Nordkanal 10
41748 Viersen
Telefon: 0 21 62/35 21 49
Telefax: 0 21 62/35 85 92

Deutsche Gesellschaft für Gynäkologie und Geburtshilfe
1. Universitäts-Frauenklinik
Klinikum Innenstadt
Maistraße 11
80337 München

PRO FAMILIA
Bundesgeschäftsstelle
Stresemannallee 3
60596 Frankfurt
Telefon: 0 69/63 90 02

Bundesinteressengemeinschaft Geburtshilfegeschädigter
Nordsehler Straße 30
31655 Stadthagen
Telefon: 0 57 21/7 23 72
Telefax: 0 57 21/8 17 83

Gesellschaft für Geburtsvorbereitung Bundesverband e.V.
Dellestr. 5
40627 Düsseldorf
Telefon: 02 11/25 26 07
Telefax: 02 11/20 29 19

Arbeitsgemeinschaft freier Stillgruppen
Rüngsdorfer Straße 17
53173 Bonn
Telefon: 02 28/3 50 38-71
Telefax: 02 28/3 50 38-72

Berufsverband Deutscher Laktationsberaterinnen IBCLC e.V.
Saarbrückener Str. 157
38116 Braunschweig
Telefon: 05 31/25 06 99-0
Telefax 05 31/25 06 99-1

Interessantes im Internet

Bund deutscher Hebammen e.V.
http://www.bdh.de
Bietet werdenden Eltern wertvolle Informationen

Hebammensuche
http://www.hebammensuche.de
Bundesweites Hebammenverzeichnis mit Suchfunktion

La Leche Liga Deutschland e.V.
http://www.lalecheliga.de
Bietet sehr viele Informationen zum Thema Stillen.
Außerdem: Bundesweites Verzeichnis von Stillberaterinnen

9Monate.de
http://www.9monate.de
Informationen zum Thema Schwangerschaft, Geburt und Kaiserschnitt

Babyzimmer
http://www.babyzimmer.de
Das Schwangerschafts- und Babyforum
Hunderte Mütter berichten über ihre Geburtserlebnisse

Eltern
http://www.eltern.de
Internetpräsenz der Zeitschrift Eltern
Gut besuchtes Forum zum Thema Kaiserschnitt und vieles mehr

Medicine-Worldwide
http://www.m-ww.de
Sehr umfangreiches Informationsangebot zu medizinischen Themen, auch zu Geburt und Kaiserschnitt.

Der Kaiserschnitt
http://www.der-kaiserschnitt.de
Geburtsberichte, Umfragen und Studien zum Thema Kaiserschnitt

Stichwortverzeichnis

In diesen praktischen Baby-Ratgebern von
TRIAS finden frischgebackene Mamas und
Papas Antworten auf alle wichtigen Fragen:

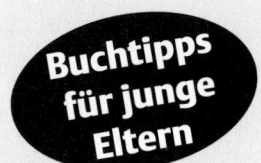

Von A- Z rundum
das Beste für Ihr Baby

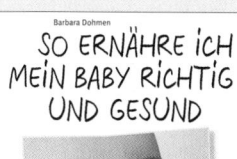

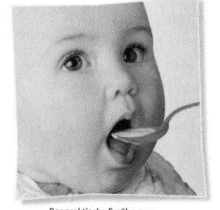

- Praktisch: Alles wichtige rund ums Stillen
  und fürs Fläschchen.

- Mit ideenreichen Tips und Rezepten für
  Lieblings-Breie und die ersten festen
  Mahlzeiten.

- In einem Extra-Kapitel erfahren Sie, was bei
  Blähungen, Verstopfung u.v.m. am besten hilft.

144 S., 55 farbige Fotos
ISBN 3-89373-481-3

- Lernen Sie die gesunden Entwicklungs-
  schritte Ihres Babys kennen.

- Praktisch: Fördern Sie Ihr Kind mit
  geeignetem Spielzeug.

- So erkennen Sie frühzeitig Alarmsignale.

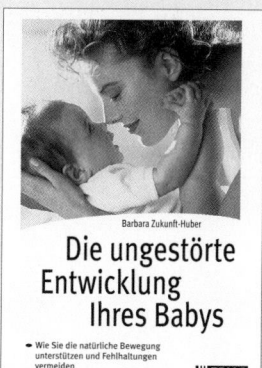

206 S., 169 farbige Fotos
ISBN 3-89373-458-9

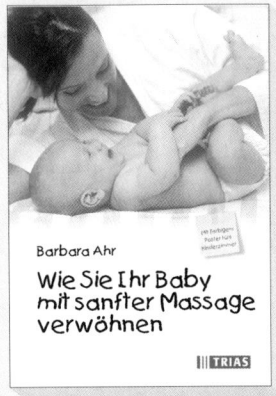
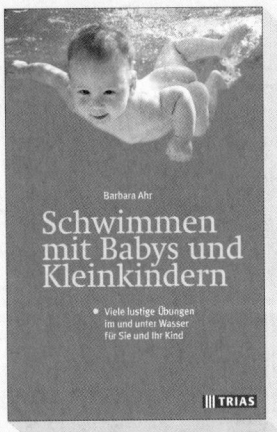
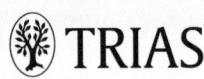